CONTRIBUTION A L'ÉTUDE

DE LA

TUBERCULOSE PULMONAIRE

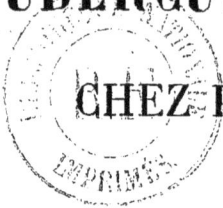

CHEZ LES ALCOOLIQUES

PAR

Le Docteur Anguel TZANEFF

MONTPELLIER

IMPRIMERIE DELORD-BOEHM ET MARTIAL

Éditeurs du Nouveau Montpellier médical

—

1900

CONTRIBUTION A L'ÉTUDE

DE LA

TUBERCULOSE PULMONAIRE

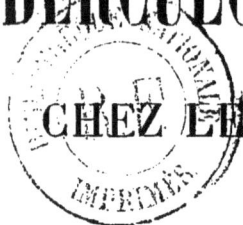

CHEZ LES ALCOOLIQUES

PAR

Le Docteur Anguel TZANEFF

—————⁂—————

MONTPELLIER

IMPRIMERIE DELORD-BOEHM ET MARTIAL

Éditeurs du Nouveau Montpellier médical

1900

PERSONNEL DE LA FACULTÉ

PROFESSEURS :

Hygiène....... ....•	MM. BERTIN-SANS (✳)
Clinique médicale........................	GRASSET (✳).
Clinique chirurgicale.............:..............	TEDENAT.
Clinique obstétricale et Gynécologie...	GRYNFELTT.
Thérapeutique et Matière médicale..............	HAMELIN (✳).
Clinique médicale......................	CARRIEU.
Clinique des maladies mentales et nerveuses	MAIRET (✳).
Physique médicale...........................	IMBERT.
Botanique et Histoire naturelle médicale.	GRANEL.
Clinique chirurgicale.................•..............	FORGUE.
Clinique ophtalmologique...........	TRUC.
Chimie médicale et Pharmacie..	VILLE.
Physiologie................................	HEDON.
Histologie......................	VIALLETON.
Pathologie interne...........................	DUCAMP.
Anatomie.....................	GILIS.
Opérations et Appareils	ESTOR.
Microbiologie...................	RODET.
Médecine légale et Toxicologie	SARDA.
Clinique des maladies des enfants..................	BAUMEL.
Anatomie pathologique..............	BOSC.

Doyen honoraire : M. MAIRET (✳).
Professeurs honoraires : MM. JAUMES, DUBRUEIL (✳), PAULET (O. ✳).

CHARGÉS DE COURS COMPLÉMENTAIRES

Accouchements...................... ...	MM. PUECH, agrégé.
Clinique ann. des mal. syphil. et cutanées....	BROUSSE, agrégé.
Clinique annexe des maladies des vieillards....	VIRES, agrégé.
Pathologie externe.....................	LAPEYRE, agrégé.
Pathologie générale.....................	RAUZIER, agrégé.

AGRÉGÉS EN EXERCICE

MM. BROUSSE.	MM. PUECH.	MM. RAYMOND.
RAUZIER.	VALLOIS.	VIRES.
LAPEYRE.	MOURET.	L. IMBERT.
MOITESSIER.	DELEZENNE.	H. BERTIN-SANS
de ROUVILLE.	GALAVIELLE.	

MM. H. GOT, *Secrétaire.*

EXAMINATEURS DE LA THÈSE

MM. BOSC, *président.*	MM. RAUZIER, agrégé.
MAIRET, professeur.	VIRES, agrégé.

A MON PÈRE ET A MA MÈRE

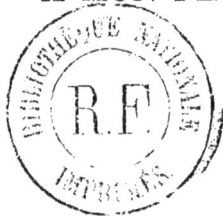

Témoignage de reconnaissance et de profonde affection.

A MES FRÈRES ET A MES SŒURS

A MON ONCLE NICOLAS

Faible témoignage de reconnaissance sans borne.

A. TZANEFF.

A Monsieur le Professeur-Agrégé RAUZIER

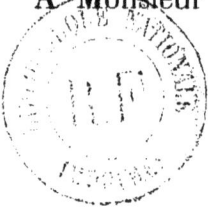

Témoignage de reconnaissance et de
profond respect.

A MES EXCELLENTS AMIS LES DOCTEURS

SIROMAHOFF, CHRISTOFF, NAOUMOFF

A TOUS MES AMIS

A. TZANEFF.

CONTRIBUTION A L'ÉTUDE

DE LA

TUBERCULOSE PULMONAIRE

CHEZ LES ALCOOLIQUES

INTRODUCTION

Dans le cours de nos études médicales, nous avons eu souvent l'occasion de voir, dans le service des consultations gratuites de M. le professeur-agrégé Rauzier, des alcooliques bacillaires chez qui la tuberculose a évolué plus ou moins rapidement. Il nous a été impossible de suivre ces malades ; presque tous habitaient en dehors de Montpellier, et, par suite, nous n'avons pu consigner leurs observations ; aussi nous regrettons vivement cette lacune de notre travail. Cependant, nous avons pu suivre pendant plus d'un an un malade dont nous avons pu recueillir l'observation ; ce malade nous a frappé par ce fait que, malgré son alcoolisme, datant de plusieurs années, il ne présentait que des lésions bacillaires confinées au sommet droit ; soumis à une hygiène et un traitement appropriés, il a été vite rétabli de sa première poussée tuberculeuse. Nous avons fait part de ce cas à notre maître M. le professeur-agrégé Rauzier, qui, après en avoir pris connaissance, nous a inspiré le sujet de ce travail.

L'influence de l'alcoolisme sur le développement de la tuberculose n'est plus à démontrer aujourd'hui. La plupart des auteurs
modernes ont émis l'opinion, opinion devenue presque classique,
que l'alcoolisme prédispose toujours à la tuberculose en même
temps qu'il lui imprime une marche toujours rapide.

D'accord avec nos maîtres Grasset, Rauzier, nous ne pouvons
admettre sans contestation cette opinion. Des faits cliniques
viennent démontrer que l'alcool par son action sclérogène sur le
poumon et par l'emphysème consécutif à cette sclérose, crée un
terrain peu propice au développement de la tuberculose. Il est
regrettable que les faits que nous rapportons soient trop peu nombreux pour pouvoir nous mettre à l'abri de toute critique.

Montrer que l'alcoolisme, tout en étant une puissante cause
prédisposante à la tuberculose, peut dans certaines circonstances
retarder la marche de cette maladie ou même l'enrayer, tel est
le but de ce modeste travail, que nous avons l'honneur de sou-
mettre à la bienveillante appréciation du jury.

Notre qualité d'étranger, ainsi que nos connaissances res-
treintes sur la question, nous obligent à reconnaître que notre
travail est forcément incomplet. Mais le jury voudra bien tenir
compte des difficultés que nous avons eues à surmonter pour
pouvoir mener à bien cette étude.

Nous profitons de l'occasion qui nous est offerte pour adresser
à notre estimé maître, M. le professeur-agrégé Rauzier, l'hommage
de notre profonde gratitude, pour les soins empressés et dévoués
qu'il nous a prodigués durant notre long séjour à Montpellier.
Nous emportons de lui dans notre pays montagneux, pays le dernier venu au soleil de l'Europe, le souvenir d'un homme affable,
dévoué et bienveillant. Nous n'oublierons jamais l'enseignement
que nous avons reçu dans ses Cliniques de l'Hôpital-Général,
aussi cet enseignement nous servira dans toute notre carrière.

Nous adressons nos plus sincères remerciements à M. le professeur Bosc pour l'honneur qu'il nous a fait en acceptant la présidence de notre thèse.

M. le professeur Villard, de Marseille, voudra bien dans cette circonstance, recevoir l'hommage de notre reconnaissance pour l'appui qu'il a bien voulu nous prêter.

Et, au moment de quitter la terre de France, nous adressons un souvenir ému à ce pays noble et hospitalier que nous considérons comme notre seconde patrie ; à cette vieille et célèbre Ecole de Montpellier dont le renom, répandu au loin, nous a fait accourir pour profiter de son enseignement profond et lumineux.

HISTORIQUE

L'histoire des peuples nous apprend que l'alcoolisme, dont l'étude scientifique date de notre siècle (Magnus Huss 1852), est presque aussi ancien que le monde ; cependant, son influence sur le développement de la tuberculose pulmonaire ne commence à être entrevue qu'avec Lieutaud [1] (1767).

Dans son précis de médecine pratique cet auteur nous dit : « La phtisie pulmonaire est occasionnée par l'usage immodéré des vins et des liqueurs ».

Soixante ans se sont écoulés depuis, sans que personne en fasse mention dans les divers traités ayant rapport à la phtisie pulmonaire.

Ce n'est qu'en 1830 que la question a été reprise par Paravoine [2]. En parlant des excès alcooliques il dit : « ces causes préparent l'organisme aux tubercules par la débilité croissante et consécutive qu'elles déterminent. Elles sont d'autant plus puissantes qu'elles agissent sur des organes plus nécessaires à la parfaite élaboration des fluides nutritifs (les poumons par ex.) ».

Ici nous voyons que l'auteur ne se contente pas de signaler le fait, mais il cherche à l'expliquer ; il crée ainsi la théorie de la débilitation, à laquelle Broussais [3] oppose celle de l'inflammation.

[1] Lieutaud. Précis de Méd. pratique 1767.
[2] Paravoine. Propositions sur le tubercule 1830.
[3] Broussais. Histoire des phlegmasies chroniques 1838.

Pour Broussais, le tubercule est un produit inflammatoire ; l'alcool, par son passage par les poumons, détermine une irritation de ces organes et donne naissance aux tubercules.

Grisolle[1], Lebert[2], tout en admettant l'action prédisposante de l'alcoolisme dans la production de la tuberculose pulmonaire, ne lui attachent pas une grande importance.

Nous arrivons maintenant aux travaux de Magnus Huss. L'éminent médecin suédois est plus catégorique que ses prédécesseurs. Se basant sur de nombreuses autopsies d'alcooliques, chez qui il a plusieurs fois constaté la présence dans les poumons de tubercules desséchés dus à un état phlegmasique chronique, il nie le rôle de cause déterminante que jouerait l'alcoolisme dans le développement de la tuberculose. Bien au contraire, loin de la produire, les boissons alcooliques exerceraient une action prophylactique contre cette affection ; elles sont même très avantageuses dans ses périodes avancées, et il conseillait, par conséquent ; de les prescrire à hautes doses chez les personnes prédisposées.

Peters[3], un médecin américain, sur 70 accidents survenus sur la voie publique par suite d'ivresse, n'a jamais constaté, soit à l'autopsie, soit à l'examen clinique, un seul cas de tuberculose. Mais l'auteur américain confond l'ivresse avec l'alcoolisme; car si dans certains cas l'ivresse est le prélude de l'alcoolisme, elle n'en est pas toujours l'antécédent obligé et nécessaire ; au contraire, il y a beaucoup d'individus qui boivent même trop sans qu'ils s'enivrent jamais ; ceux-ci s'alcoolisent d'une façon lente et progressive. D'autre part, quand un alcoolique commence à se tuberculiser, généralement il est assez malade pour pouvoir se mettre en état de rouler sur le pavé de la voie publique.

[1] Grisolle. Traité de pathologie interne 1844.

[2] Lebert. Traité des maladies scrof. et cancéreuses 1849.

[3] Peters. New-York, journ. of. med. science. III vol. n° 7.

Plus tard, avec Bayle, les idées tendent à se préciser ; il considère les écarts de régime et l'abus des boissons alcooliques comme principaux facteurs de la tuberculose.

Bell [1] (John), dans un mémoire, confirme cette influence fâcheuse des boissons alcooliques et réfute complètement la théorie de Magnus Huss. Son affirmation repose sur l'expérimentation et la statistique: il a observé en effet que, dans un village voisin de Boston, la fréquence de mortalité par la phtisie était beaucoup plus grande parmi les habitants alcooliques que parmi les autres ; d'autre part, cette même mortalité a sensiblement diminué à Boston, New-York et Baltimore, depuis qu'il y existe des sociétés de tempérance.

Ses expériences consistent dans l'administration de l'alcool aux phtisiques, dans le but de suspendre la marche de la maladie ; il a constaté que les malades s'en sont toujours trouvés très mal et il a vite renoncé à cette pratique.

Il arrive aux conclusions suivantes, résumées par Lancereaux dans son article « Alcoolisme » du Dictionnaire Encyclopédique des sciences médicales.

1° L'opinion que les liqueurs alcooliques ont une influence marquée lorsqu'il s'agit de prévenir les dépôts tuberculeux ne repose sur aucun fondement solide.

2° Au contraire, l'usage de ces liqueurs prédispose plutôt aux affections tuberculeuses.

3° Toutes les fois que la tuberculose existe, l'alcool ne modifie en rien sa marche.

4° Dans aucune période de la maladie il ne modère notablement les effets morbides des tubercules sur l'économie.

Quelques mois après, Dawis [2] publiait l'analyse de 210 observations de tuberculose pulmonaire ; il a trouvé 68 cas d'alcoolisme

---

[1] Bell (John). Amer. journ. of the med. science, tom. 38, 2ᵐᵉ série.
[2] Dawis. Trans. of amer. med. assoc. XIII vol. pag. 565

confirmé; dans 91 cas l'usage des boissons alcooliques n'a eu lieu qu'autant que l'occasion s'est présentée, enfin dans 31 cas l'abstention a été complète. Cette statistique semble également donner raison à l'opinion de Bell.

En 1862, le docteur Krans [1] (de Liège) présente un travail à la *Société méd. chirurg. de Liège*. Il est de l'avis de Bell ; son attention à ce sujet a été attirée par l'observation d'un homme de 47 ans, qu'il a connu depuis longtemps comme jouissant d'une santé parfaite, sans aucune tare héréditaire. A la suite de chagrins causés par dissensions de famille, il s'adonne aux boissons alcooliques pendant deux ans ; vers la fin de la deuxième année, il présente les signes d'une tuberculose pulmonaire qui affecte une marche tellement rapide que le malade succombe au bout de deux mois. Des faits analogues ont été observés depuis, et Krans en conclut que, « chez les alcooliques, la phtisie a une marche rapide, se rapprochant de la forme dite galopante, qui survient parfois dans l'enfance à la suite de fièvres éruptives ou de la fièvre typhoïde ». Il propose de l'appeler *phtisie disséminée aiguë*.

L'auteur émet deux hypothèses pour expliquer l'action de l'alcool : 1° « l'irritation que produit cette substance par son passage dans les poumons serait la cause de la formation tuberculeuse ou 2° un exsudat spécial, sous l'influence de l'alcool, a pu se former dans le poumon et par dégénérescence engendrer le tubercule ».

Le docteur Launay [2], du Havre, partage ses idées ; comme lui, il a très souvent observé la tuberculose pulmonaire chez les alcooliques, mais la marche de la maladie n'est pas toujours aussi rapide que le prétend le docteur Krans ; de plus, alors que Krans nous dit que l'influence de l'alcool sur le développement

---

[1] Krans (Le Scalpel, n° 24) ; *Union méd.*, tom. XIV, 1862.

[2] Launay ; *Union méd.*, 2° série, 1862, pag. 337.

de la tuberculose ne se fait sentir qu'après l'âge de 40 ans,
Launay admet qu'elle peut s'exercer même avant 30 ans. Pour
lui, les accidents qui surviennent du côté du larynx accompagnent presque toujours les accidents pulmonaires.

En outre, seuls les buveurs d'eau-de-vie sont exposés à la
tuberculose. « Cette affection, dit-il, était inconnue dans nos
pays vignobles, où cependant les ivrognes ne manquent pas,
avant l'invasion des produits de toute couleur, que la distillation,
jointe à un mercantilisme effréné et sans pudeur, jette au grand
dommage de l'hygiène, dans la consommation, non seulement
de la classe ouvrière, mais encore des classes aisées ».

Voici sa conclusion : « Nous pensons donc, d'après ce qui précède, que les excès alcooliques peuvent causer le développement
de la phtisie à marche lente, aussi bien que celui de la phtisie
galopante ».

En 1864, la question fut mise à l'ordre du jour, au Congrès
médical de Lyon. Elle était précise et nettement posée : « Les
alcooliques sont-ils prédisposés à la tuberculose » ?

Nous n'entrerons pas dans les détails de la discussion ; con-
tentons-nous seulement de signaler que les congressistes con-
fondaient encore l'alcoolisme avec l'ivrognerie, ou bien ils attri-
buaient à l'alcoolisme des causes qui n'en étaient pas. Malshe,
par exemple, soutenait que l'alcoolisme n'est pas favorable à
l'éclosion de la tuberculose, car, dit-il, les débitants d'eau-de-vie
devenaient rarement tuberculeux. Il est évident que ces mar-
chands d'eau-de-vie, par le fait même de leur métier, se trouvent dans de très bonnes conditions pour devenir alcooliques,
mais cela veut-il dire qu'ils le soient forcément ? Evidemment
non.

Leudet[1], sur 121 alcooliques, dit n'avoir trouvé que 20 tuberculeux, et ils étaient les seuls qui fussent ivrognes sur un total

---

[1] Leudet, *Gazette méd. de Lyon,* 1864, n° 52, pag. 452.

de 600 phtisiques. Six malades, observés par lui pendant la durée entière de leur affection pulmonaire, offraient tous les signes de l'alcoolisme : troubles gastriques, délire, tremblement, contractures, etc. La phtisie chez eux a suivi sa marche ordinaire sans paraître avoir été ni accélérée, ni retardée par cette coïncidence. Néanmoins, il serait porté à reconnaître à l'ingestion de l'alcool une certaine influence plutôt favorable que contraire.

Tripier [1], de son côté, affirme l'innocuité de l'alcool en ce qui concerne le développement de la phtisie ; au contraire, il en conseillait l'emploi, surtout pour combattre les vomissements des tuberculeux, et il publie à l'appui de sa thèse trois observations qui démontrent nettement l'utilité de cette médication.

Ensuite, Tripier se demande si par cette médication on ne risque pas d'aggraver l'état général du malade. « Le moyen, dit-il, qui permet d'obtenir la cessation d'accidents pénibles, n'est-il pas de nature à abréger l'existence, par l'obstacle qu'il apporterait à la manifestation d'efforts salutaires spontanés ou provoqués ».

Il démontre qu'alors que les vins en général sont mal tolérés par les phtisiques, soit par la grande quantité de tanin qu'ils renferment, soit à cause de l'aigreur, l'eau-de-vie est très bien supportée.

En interrogeant ses souvenirs et ceux de ses amis, « il n'a jamais trouvé d'ivrognes phtisiques, tandis qu'il a vu des phtisiques ivrognes parcourir les phases de leur maladie avec une lenteur telle que celui qui ne les a pas auscultés se demande parfois s'il n'y a pas eu, au début, une erreur de diagnostic. »

Au commencement de la même année, le docteur Kempf [2] publiait dans « Allg. Wiener med. Zeitung », un article sur le

---

[1] Tripier. De l'eau-de-vie dans la phtisie. Bull. de thér. 1864 tom. 67.
[2] Kempf. Allgemeine Wiener med. Zeitung. janvier 1864.

traitement de la tuberculose pulmonaire par l'alcool, article dans lequel il rapporte quelques cas de guérison.

Il rapporte l'observation d'un médecin, le docteur Dolazel, qui, atteint de tuberculose pulmonaire et se considérant comme perdu, part pour Java. A bord du vaisseau, dont l'équipage était anglais, ce médecin a été frappé de ce fait que, malgré l'influence fâcheuse de la mer, des orages, des fatigues, malgré la fréquence de la phtisie chez les anglais, aucun des hommes de l'équipage n'était tuberculeux. Ne trouvant pas la cause de cette immunité il en vint à l'attribuer à l'abus du rhum ; dans cette conviction, il commença à en boire, arriva à Java et vécut.

Un autre médecin, docteur Dallos, atteint également de tuberculose pulmonaire, en fait autant et guérit. Il rapporte ensuite deux autres cas pareils.

La théorie de la dyscrasie tuberculeuse, qu'il invoque pour expliquer le mode d'action de l'alcool, étant complètement abandonnée aujourd'hui, sa théorie ne repose que sur deux cas de guérison empirique, par conséquent on ne peut pas lui attribuer une grande valeur.

Lancereaux [1] admet complètement les idées de Bell et de Krans. Dans son article « Alcoolisme » du Dict. Encycl. des Sc. Méd. il discute longuement les rapports de la tuberculose et de l'alcoolisme, et il conclut que « l'abus des boissons spiritueuses contribue puissamment au développement de l'altération décrite sous le nom de *phtisie granuleuse*, si toutefois il ne l'engendre complétement, au moins dans un certain nombre de cas ».

Plus loin, il donne l'analyse de quinze observations personnelles, analyse de laquelle il ressort que « les individus affectés étaient des hommes ordinaires, robustes, faisant tous abus des liqueurs fortes et n'ayant dans leur famille aucun antécédent héréditaire ».

---

[1] Lancereaux, Diction, Encyl. des Sc. Méd. Article *alcoolisme*.

A la séance de l'Académie de médecine du 14 janvier 1890, après avoir parlé de l'encombrement et de l'insuffisance de l'air comme causes prédisposantes de la tuberculose, il s'exprime de la façon suivante au sujet de l'alcoolisme :

« L'action de l'alcoolisme n'est pas moins démontrée, quand nous voyons les hommes les plus robustes, comme les charretiers de l'entrepôt, les porteurs aux halles, les forgerons et un grand nombre d'autres individus, ayant une vie active, s'exerçant au grand air, à la ville ou même à la campagne, succomber parfois rapidement à une infiltration tuberculeuse généralisée et souvent péritonéale, sinon être atteints d'une phtisie, qui non seulement débute le plus souvent par le sommet droit, contrairement à la phtisie des sédentaires vivant dans un air confiné, où le sommet gauche est de préférence le siège de la localisation, mais encore évolue d'une façon différente ».

En même temps il donne la statistique de Bertillon sur la mortalité par la phtisie dans les divers quartiers de Paris, de 1881 à 1885 ; il en résulte que, sur 100.000 habitants, il en meurt 553 à Popincourt, quartier ouvrier et industriel, alors qu'il n'y en a que 128 pour le XIII⁰ arrondissement (Elysée) et 265 pour le IX⁰ (Opéra).

Sans doute, les habitants des arrondissements IX et XIII vivent dans des conditions d'hygiène que ne peuvent malheureusement réaliser ceux de Popincourt, mais nous croyons que l'alcoolisme, plus fréquent dans la classe ouvrière, réclame une large part dans la production de cette mortalité.

Hérard et Cornil se rattachent à l'opinion de Bell. Pour Jaccoud et Dieulafoy, la forme galopante est commune chez les alcooliques.

Hanot[1], dans un article sur la durée de la tuberculose nous dit : « En ce qui concerne l'alcoolisme, l'on sait que, contrairement à l'opinion de Magnus Huss, Tripier et Leudet, l'usage de

---

[1] Hanot ; Semaine méd. 1896.

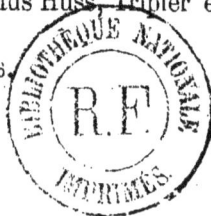

T.

2

l'alcool ne suspend pas la marche de la tuberculose, mais au contraire il en accélère l'évolution ».

Machenzi [1], de Londres, admet également qu'il y a des rapports très étroits entre l'alcoolisme et la tuberculose. Sur 75 autopsies de tuberculeux faites à la clinique Brompton, il a constaté 46 fois des signes évidents d'alcoolisme ; chez beaucoup d'autres on avait lieu de supposer l'alcoolisme, sans pouvoir cependant l'affirmer. Le pronostic a été particulièrement mauvais chez un grand nombre de tuberculeux alcooliques, qu'il a observés.

Grancher et Hutinel, dans leur article « Phtisie » du Dict. Encycl. des Sc. méd., sont moins affirmatifs.

« L'alcoolisme, disent-ils, aboutit à une déchéance de l'organisme, le fait est indéniable ; mais cette déchéance reconnaît pour cause des lésions d'organes. C'est en altérant les organes et les appareils que l'alcoolisme détériore l'individu. Or, si l'alcool provoque des lésions qui empêchent l'alimentation, comme une gastrite chronique ulcéreuse ou non, la tuberculose peut apparaître comme elle apparaît chez les inaniés. Si le foie est lésé, les effets seront parfois aussi nets. Les cirrhotiques ne meurent pas tous tuberculeux, mais, s'ils le deviennent, la lésion du foie affecte souvent une forme spéciale (cirrhose avec stéatose, dite graisseuse), et la phtisie marche alors avec une extrême rapidité. Quand, au contraire, l'alcool altère surtout le système circulatoire ou le système nerveux, il ne semble pas qu'il favorise spécialement le développement de la tuberculose ».

Peter, dans sa clinique médicale, soutient que l'alcoolisme est une cause de tuberculose, mais dans certaines conditions ; il attache une grande importance au genre de vie. « Magnus Huss, dit-il, vous dira, par exemple, que l'alcoolisme ne cause pas la phtisie, parce qu'il observe des pêcheurs qui vivent au

[1] Machenzi ; Assoc. med. Brit. (Semaine médicale, 15 août 1891).

grand air et d'une vie active ; les médecins de Londres vous
affirment, au contraire, que l'alcool conduit à la tuberculose
parce que les ouvriers londonniens, sujets de leurs observations
passent leurs journées à s'enivrer lugubrement dans les taver-
nes fumeuses de la cité ».

M. le professeur Villard, de Marseille, dans ses savantes
leçons cliniques sur l'alcoolisme, soutient la théorie de Grancher
et Hutinel. Tout en admettant, avec Bell, Krans, Lancereaux,
que l'alcoolisme opère une influence désastreuse sur le développement de la tuberculose, il admet également que « l'alcool a
pour propriété, grâce aux altérations vasculaires qu'il engendre,
d'amener la sclérose des organes. Or, le poumon, n'est pas
plus que les autres à l'abri de cette dégénérescence conjonctive. Lui aussi, sous l'influence du toxique, se sclérose et devient
un mauvais milieu pour l'invasion phymique ».

Mais cette sclérose est incapable de résister à l'envahissement
de l'infection bacillaire, quand le sujet est d'une «souche fertile
en poitrinaires», ou si la dégradation physiologique a supprimé
en lui toute résistance au bacille.

Enfin, dernièrement, la question a été soulevée encore au
Congrès de Paris (1888) pour l'étude de la tuberculose.

Le docteur Thiron, de la Faculté de Jassy (Roumanie), considère l'alcoolisme comme une des plus grandes causes prédisposantes de la tuberculose ; il prédispose en débilitant l'organisme par le trouble qu'il apporte à la nutrition générale. Il
s'élève contre l'emploi des boissons alcooliques chez les tuberculeux et dit que « c'est justement cela qu'il faut combattre, car
ces boissons non seulement n'ont pas amélioré ou guéri les
maladies de la poitrine ou la tuberculose, mais, ce qui est
absolument certain, c'est que tous ces malades sont devenus
alcooliques, et ils ont ajouté l'alcoolisme — une seconde et
grave maladie, à leur première, la tuberculose, hâtant ainsi la
terminaison fatale ».

Il démontre ensuite, en ce qui concerne la population de la Roumanie, la fréquence de la tuberculose chez les alcooliques, fréquence aussi grande dans les grandes villes qu'à la campagne. Sa conclusion est ainsi conçue : « l'alcoolique non seulement ne résiste pas à la tuberculose, mais il l'acquiert avec la plus grande facilité, vu le délabrement général de tous ses organes ».

Signalons en terminant les diverses thèses qui ont été publiées à ce sujet : thèses de Longeaud, Bauquel, Thorain, Déjean de la Batie, Amat, etc.

Etiologie.

Il ne rentre pas dans le cadre de notre sujet de faire l'étiologie générale de la tuberculose ; dans ce chapitre nous essaierons de démontrer, autant que nos connaissances nous le permettront, les conditions dans lesquelles un alcoolique peut devenir tuberculeux. Un certain nombre de ces conditions prédisposent à l'alcoolisme et par suite à l'éclosion de la tuberculose ; d'autres, au contraire, qui auraient été sans influence sur un sujet sain, trouvent un terrain favorable chez l'alcoolique.

Les conditions sociales de la vie contribuent, pour une grande part, à la propagation des deux plus terribles fléaux de l'humanité : l'alcoolisme et la tuberculose. Il est incontestable qu'ils choisissent leurs victimes bien moins dans la classe aisée que dans la classe ouvrière ; en effet, quelle est la vie que mènent les ouvriers, nous parlons surtout des ouvriers urbains lesquels fournissent le plus grand contingent de l'alcoolisme : « la tristesse de sa vie intérieure, la pauvreté de son logis qui n'a aucun attrait pour retenir son habitant, ce penchant irrésistible à l'excitation factice qui fait oublier un moment la dureté et la monotonie de la vie, l'attraction exercée par le cabaret, devenu lieu de réunion des gens du peuple » (Charcot-Brissaud, Tr. de méd.) sans parler de l'hérédité, sont autant de causes qui peuvent faire de l'ouvrier un alcoolique et avec beaucoup de chance un futur tuberculeux. Car le buveur, par sa vie irrégulière, son manque d'hygiène, s'expose à toutes les intempéries atmosphériques, aussi les trois conditions suivantes : l'air pur, une bonne alimentation, l'exercice musculaire, qui pourraient le préserver de l'infection, lui manquent.

La vie de la caserne contribue également à augmenter le nombre des alcooliques ; ne voyons-nous pas, en effet, des centaines de jeunes gens entrés au régiment vierges d'alcoolisme, y prendre des habitudes de boisson ? M. le Dr Rivemale[1] a beau s'indigner, protester contre « cette fausse accusation portée contre l'armée », le fait est indéniable, et les statistiques des armées française et étrangères à ce sujet en sont témoins.

Du reste, la circulaire du ministre de la guerre du 4 mai 1900, visant la suppression de la vente de l'alcool dans les cantines n'est-elle pas la meilleure preuve à opposer aux arguments du Dr Rivemale ?

Cet alcoolisme, pour si bénin qu'il soit, joint aux autres mauvaises conditions (encombrement, fatigues, surmenages, quelquefois une alimentation insuffisante) qui entourent le soldat, ne doit pas être étranger au développement de la tuberculose si fréquente chez les militaires.

Durée des excès. — L'éclosion de la tuberculose chez les alcooliques survient généralement après une période assez longue, 5 à 10 ans en moyenne, d'excès de boissons alcooliques. Dans presque toutes les observations que nous avons pu consulter, l'alcoolisme datait de plusieurs années. Dans cet envahissement plus ou moins rapide de la tuberculose chez les alcooliques, il faut tenir compte de la prédisposition individuelle, car tous les buveurs ne deviennent pas également intoxiqués à dose égale d'alcool absorbé. « C'est une question d'idiosyncrasie avec laquelle, dit Villard, il faut toujours compter en médecine et surtout en thérapeutique ».

[1] Rivemale ; Th. Montpellier, 1899,

Nature des boissons. — L'influence des diverses boissons est discutée par les auteurs ; certains, avec Lancereaux, admettent que les liqueurs fortes prédisposent plutôt à la tuberculose, alors que les boissons fermentées ne feront que de la cirrhose atrophique du foie. Le Dr Launay est plus exclusif ; pour lui, seuls les buveurs d'eau-de-vie sont prédisposés à la tuberculose. Son optimisme à l'égard des vins, n'est pas partagé par les auteurs. Pour Villard, le vin qui, du reste, est rarement débité pur, sans aucune fraude, prédispose également à la tuberculose, bien moins cependant que les boissons spiritueuses. Il admet, en outre à l'encontre de l'opinion de Lancereaux, que la cirrhose hypertrophique est sous la dépendance de l'intoxication vinique, tandis que la cirrhose atrophique est d'origine alcoolique. « A Marseille, dit-il, où l'alcoolisme par le vin seul est assez peu répandu, nous rencontrons fréquemment la cirrhose atrophique, et pour ma part j'ai observé un très grand nombre de malades atteints de cette lésion régressive, chez lesquels on ne pouvait invoquer que l'abus des boissons spiritueuses ».

Le Dr Amat (Th. Paris, 1893-1894) rapporte trois observations prises au service de Lancereaux, où la tuberculose est due aux excès du vin seul.

Cependant, il admet que les buveurs de vin font plutôt de la cirrhose du foie, mais que dans la proportion de 1 pour 4 les deux maladies coexistent, et alors en même temps que la phtisie pulmonaire, ces malades présentent souvent de la méningite et de la péritonite tuberculeuses.

La statistique suivante de Lancereaux nous montre la fréquence relative de ces affections :

Alcoolisme et tuberculose.................... 344

    Tuberculose pulmonaire. 186

       —   des poumons et des méninges. 20

       —   —   et des intestins. 54

       —   —   et du péritoine. 24

       —   et cirrhose hépatique....... 60

                      Total............... 344

  « La coïncidence relativement fréquente, dit-il, de la cirrhose hépatique avec la tuberculose est une nouvelle preuve de l'influence des boissons alcooliques et du vin en particulier sur cette dernière maladie, puisque le vin plus que l'alcool est l'agent pathogène de la cirrhose ».

  L'effet nocif des boissons alcooliques sera naturellement en raison directe de la quantité d'alcool qu'elles renferment, de sa mauvaise qualité, ainsi que des essences et des divers autres produits employés dans la fabrication de ces boissons.

  Elles sont classées dans l'ordre suivant, d'après le degré de leur toxicité :

  1° Au premier rang, comme les moins toxiques viennent le vin, la bière, le cidre, etc., et encore à condition qu'elles soient pures, exemptes de toute fraude ;

  2° Dans un autre groupe sont placées les eaux-de-vie : de vin, de cidre, de marc, de betterave et, au dernier degré de l'échelle — l'eau-de-vie de pommes de terre ; dans ce même groupe rentrent le rhum, le cognac, le tafia, etc.;

  3° Enfin, dans un troisième groupe, on place les liqueurs dites essentielles : absinthe, vermouth, bitter, vulnéraire, etc. Les boissons de ce groupe sont toxiques, non seulement par la grande quantité d'alcool qu'elles renferment, souvent de mauvaise qualité, mais encore par leurs essences dont l'effet porte surtout sur le système nerveux.

Profession. — D'après Lancereaux, les buveurs, adonnés à des travaux rudes, comme les charretiers, les porteurs aux Halles, etc., sont, en général, affectés de cirrhose du foie ou de granulations tuberculeuses des poumons, tandis que les buveurs dont la profession est sédentaire, présentent plutôt l'altération graisseuse des organes. Chez les premiers, dont toutes les fonctions sont en très grande activité, l'alcool est plus vite brûlé et éliminé que chez les sédentaires ; c'est pourquoi ils sont moins impressionnés par l'agent toxique. Dans presque toutes les observations que les auteurs, Lancereaux, Alison entre autres, rapportent, nous trouvons des professions manuelles très actives favorisant la transpiration et le refroidissement, et au printemps les affections catarrhales des voies respiratoires, produisant des fatigues excessives et un surmenage physique, venant ainsi épuiser encore un organisme peut-être déjà affaibli, détérioré par l'alcoolisme.

Age. — Nous savons que la phtisie commune n'épargne aucun âge, qu'elle frappe aussi bien l'enfant que l'adulte ou le vieillard, cependant avec une grande prédilection pour le jeune âge. Chez les alcooliques, elle apparaît plus tard ; généralement, c'est entre 30 et 50 ans, rarement avant ou après cet âge. Launay n'admet pas cette limite d'âge ; Alison rapporte également deux cas de tuberculose chez des alcooliques à l'âge de 26 ans et un à 62 ans. Nos observations concordent aussi avec l'opinion de Launay.

Constitution physique. — La plupart des alcooliques bacillaires sont des gens à forte constitution, n'ayant aucun antécédent morbide héréditaire ou personnel, ayant toujours joui d'une santé parfaite pendant leur jeunesse. Quelquefois, on trouve des individus qui, quoique de souche tuberculeuse, présentent, cependant, une prédisposition individuelle assez satisfaisante, et qui, sans les abus alcooliques, n'auraient probablement pas été atteints par la tuberculose. C'est chez ces derniers surtout ou bien chez ceux dont l'alcoolisme remonte au jeune âge (15 à 18 ans) que la tuberculose apparaît vers l'âge de 27 à 30 ans. Bauquel (Th. Nancy, 1886) rapporte une série de 20 observations dans lesquelles il s'agit toujours d'individus forts et robustes devenus bacillaires sous l'influence de l'alcoolisme à l'exclusion de toute autre cause. Les observations de Lancereaux parlent dans le même sens.

Troubles et lésions de l'appareil respiratoire produits par l'action de l'alcool.

––––––––––

Etant donné le rôle que joue l'alcool dans la pathogénie de la tuberculose, il serait nécessaire, croyons-nous, de dire quelques mots sur les diverses transformations qu'il subit dans l'organisme. Cette question est plutôt d'ordre physiologique, aussi, serons-nous bref autant que possible. Nous réservons cependant une place plus large aux diverses lésions pulmonaires produites par l'alcool, lésions désignées par Fabre [1] sous le nom d'alcoolisme pulmonaire.

I

L'alcool, sous quelque forme qu'il soit pris, pénètre dans l'organisme presque exclusivement par la voie digestive. Il peut être absorbé par toutes les muqueuses, même par la peau intacte — très difficilement cependant, mais, c'est surtout la muqueuse gastrique, et accessoirement la muqueuse intestinale, qui constitue la surface d'absorption.

La rapidité de cette absorption varie suivant plusieurs circonstances : très rapide le matin à jeun, elle est ralentie par la présence dans l'estomac d'une certaine quantité d'aliments solides ou liquides gras ; elle l'est encore par la présence de principes acides, tanin, matières mucilagineuses ou sucrées. Le

––––––––––

[1] Fabre ; De l'alcoolisme pulmonaire. Gaz, des hôp., 1868.

degré de dilution de l'alcool n'est pas sans influence sur cette
rapidité : plus l'alcool est dilué, plus facile est son absorption.

Au niveau de la muqueuse gastrique, l'alcool est pris par les
afférents de la veine porte, suit le courant sanguin, traverse le
foie et arrive par la veine cave inférieure dans le cœur, d'où il
est réparti dans toute l'économie.

Que devient l'alcool dans l'organisme ?

Trois théories ont été émises à ce sujet :

1° L'alcool est brûlé comme la graisse et transformé en H_2O
et CO_2. Cette théorie est basée sur les expériences de Bouchardat,
Sandras et Wöhler, qui n'ont jamais constaté la présence de
l'alcool dans les urines ni dans aucune autre sécrétion. Seul
Klenke a constaté l'alcool en minimes proportions dans l'urine
et la bile. Ces expériences ont servi de base à Liebig pour créer
la théorie des aliments respiratoires ;

2° Lallemand, Perrin et Duroy [1], dans un mémoire couronné
par l'Académie des Sciences, arrivent aux conclusions suivantes :
« l'alcool n'est pas un aliment ; ... l'alcool n'est ni transformé
ni détruit dans l'organisme, ... l'alcool est éliminé de l'organisme en totalité et en nature. »

D'après Perrin, il séjourne dans le sang, s'accumule dans les
centres nerveux, le foie, les poumons, les reins, sans subir
aucune transformation.

3° Enfin une troisième théorie mixte, défendue surtout par
Dujardin-Baumetz, consiste à admettre que la plus grande quantité de l'alcool est brûlée et transformée en CO_2 ; une petite
partie seulement est éliminée en nature. Quand la dose de
l'alcool ingéré est très haute, une partie assez notable échappe
à une combustion rapide et se retrouve dans le sang et les
diverses sécrétions.

---

[1] Lallemand, Perrin et Durcy : Du rôle de l'alcool et des anesthésiques dans
l'alcoolisme, Paris 1860.

L'élimination de l'alcool est rapide ; elle commence peu de temps après l'ingestion et dure'pour les poumons, par exemple, 8 heures environ. Les organes éliminateurs sont : les poumons, les reins, la peau et presque toutes les glandes.

II

Les lésions de l'alcoolisme chronique, différentes quant à leur siège, sont de nature identique quel que soit l'organe qui en est atteint. Envisagées à ce point de vue, elles peuvent se prêter à une étude générale et peuvent être ramenées à deux types distincts, caractérisés l'un par une inflammation interstitielle chronique, à forme cirrhotique, l'autre par la dégénérescence graisseuse des éléments actifs des principaux organes. Ces deux formes de lésions peuvent coïncider dans certains cas et être isolées dans d'autres. Nous avons vu, au chapitre de l'étiologie, quelles étaient les conditions qui favorisent leur développement indépendant.

Nous n'allons pas insister sur le processus même de la formation de ces deux variétés de lésions, dans la crainte de sortir du cadre de notre sujet, aussi nous allons nous occuper des lésions pulmonaires produites par l'alcool.

«Si l'appareil digestif, dit Lancereaux, est fréquemment affecté en raison du rôle qu'il joue dans l'absorption des boissons alcooliques, les poumons qui sont les principaux organes éliminateurs de ces boissons présentent souvent aussi, pour cette raison, des altérations sérieuses et très manifestes.»

Ces altérations peuvent être d'ordre congestif et se traduisent par une congestion des poumons occupant surtout les bords postérieurs et la base ; rarement on la trouve en d'autres points; le parenchyme pulmonaire est flasque, mou, légèrement friable, d'une coloration brunâtre qui disparaît difficilement par le lavage ; dans ce cas il est souvent le siège d'infiltration sanguine.

Ou bien, ce sont des lésions chroniques, aboutissant à la sclérose ou à la dégénérescence de l'organe, suivant que l'action de l'alcool porte sur les vaisseaux et le tissu conjonctif ou bien sur les éléments mêmes du parenchyme pulmonaire.

La sclérose débute dans les grands espaces conjonctifs du poumon, autour des bronches de moyen calibre, ainsi qu'autour des vaisseaux, entourant le tout de manchons d'infiltration scléreuse ; de là, elle gagne les espaces interlobulaires et les travées inter-alvéolaires elles mêmes. C'est une sclérose diffuse, systématisée. Les alvéoles sont alors comprimés, effacés, leur endothélium se desquame en partie et les oblitère. Les vaisseaux deviennent durs, friables, perdent leur élasticité et sont souvent oblitérés. Le poumon, à la suite de toutes ces lésions, subit une atrophie plus ou moins marquée, sans être cependant dégénéré ; ce n'est encore qu'une lésion fonctionnelle plus ou moins prononcée.

Un emphysème généralisé, accompagne presque toujours cette sclérose ; nous n'avons pas à nous occuper ici du mécanisme de sa production.

Lorsque l'alcool porte son action sur le parenchyme pulmonaire, il détermine la dégénérescence de ses éléments nobles. En effet, l'alcool, par son action directe sur la cellule, peut la frapper à mort ou tout au moins troubler à un tel degré sa nutrition, qu'elle devient incapable de fonctionner normalement et finit par subir la dégénérescence graisseuse. Quelquefois on trouve en même temps une surcharge graisseuse de ces éléments, laquelle précède le plus souvent la dégénérescence. La matière graisseuse de la cellule dégénérée provient de la dissociation des éléments du protoplasma et s'y accumule sous forme de fines gouttelettes. « Cette dissociation est en rapport avec des causes diverses qui abaissent la vitalité des cellules, parmi les·

quelles la diminution de l'apport de l'oxygène joue un rôle prépondérant» (Bard). Or, l'alcool, par sa grande affinité pour l'oxygène, constitue une puissante cause de diminution de cet apport et par conséquent de dégénérescence. C'est cette même affinité pour l'oxygène qui fait que les aliments gras ne sont pas brûlés normalement, alors ils s'accumulent dans les tissus et les organes, produisant ainsi une adipose, tandis que les sels minéraux, si nécessaires pour la charpente de l'organisme et pour les combustions organiques, s'éliminent.

L'aorte et l'artère pulmonaire sont souvent atteintes des lésions de l'athérome et par suite sont quelquefois le siège de formation d'anévrisme.

Signalons, en terminant, les lésions du larynx, qui sont surtout d'ordre congestif ; elles ne sont pas constantes, et lorsqu'elles existent elles commencent par l'épiglotte et les bourrelets épiglottiques ; les cordes vocales inférieures sont les dernières prises.

Telles sont en quelques mots les lésions de l'appareil respiratoire, produites par l'action de l'alcool. Nous en donnerons la valeur pathogénique dans un des chapitres qui vont suivre.

Pathogénie

Dans le chapitre « Historique » de notre travail, nous avons vu que les avis des auteurs sur le rôle attribué à l'alcool dans l'étiologie de la tuberculose sont partagés. Les uns, avec Magnus Huss, admettent que l'alcool, loin de produire la tuberculose pulmonaire, la guérit et en suspend l'évolution ; d'autres, et ce sont les plus nombreux, avec Krans, Lancereaux, considèrent l'alcoolisme comme une des principales causes de cette maladie. Entre ces deux extrêmes, il y a place pour l'opinion intermédiaire de Grancher et Hutinel, soutenue également par Villard : ces auteurs, moins exclusifs, admettent que l'alcoolisme jouerait un double rôle suivant la nature des lésions pulmonaires qu'il a produites.

Cette question est, sans nul doute, peu aisée à résoudre surtout si l'on tient compte de ce fait que l'alcoolisme, tout en étant une cause prédisposante de la tuberculose de premier ordre, n'est pas le seul à être incriminé et qu'à côté de lui il y a d'autres facteurs pathogéniques agissant en même temps que lui et dont on n'a peut-être pas suffisamment tenu compte. Alors, il serait difficile de dire quelle a été la cause la plus puissante, la plus efficace dans le développement de la tuberculose, quelle est la part qui revient à l'alcoolisme.

Si la théorie de Magnus Huss n'est plus soutenable aujourd'hui, si tous les auteurs sont d'accord sur l'influence prédisposante de l'alcoolisme sur le développement de la tuberculose, il n'en est pas moins vrai que, dans certaines conditions, l'alcoolisme crée un terrain qui, pour n'être pas réfractaire à la pullulation du bacille, oppose cependant une résistance assez grande, pour que la maladie en soit retardée, quelquefois même enrayée dans son évolution. C'est à cet ordre d'idées soutenues par nos illustres maîtres Grasset, Rauzier, ainsi que par le professeur Villard, que nous consacrons une partie de ce chapitre.

Deux grandes théories ont été émises pour expliquer le rôle pathogénique de l'alcool dans la production de la tuberculose : 1° Théorie de la débilitation formulée par Paravoine et 2° Théorie de l'inflammation de Broussais. A ces deux théories se sont rattachés la plupart des auteurs ; Trousseau[1] combine les deux : « L'alcoolisme, dit-il, débilite ; toute affection qui débilite peut entraîner la tuberculisation ; on conçoit que, sous l'influence de la débilitation d'une part et sous celle de l'irritation constante des poumons, d'autre part, la tuberculose se développe ».

Lancereaux est moins affirmatif à ce sujet ; pour lui, « l'alcoolisme agit vraisemblablement comme un irritant à l'égard des parois des vaisseaux capillaires ou des ramuscules bronchiques ; ce serait donc un irritant local ».

Sa théorie est exposée dans la thèse du docteur Longeaud[2], qui résume l'action de l'alcool comme suit :

1° Exagération fonctionnelle, d'où congestion active.

2° Insuffisance fonctionnelle, d'où congestion passive et stase sanguine.

3° Perturbation organique, d'où cachexie progressive et produits pathologiques qui ne tarderont pas à subir une certaine dégénérescence atrophique, qu'il considère avec Virchow comme le point de départ du tubercule.

Toutes ces opinions nous donnent, comme arguments, des cau-

[1] Trousseau ; Clinique méd., t. II, 1868.
[2] Longeaud ; Thèse de Paris, 1878.

T.   3

ses qui certainement ont leur part dans la production de la tuberculose, mais, sauf celle de Trousseau peut-être, elles ont le tort
d'attribuer à l'alcool le rôle de cause efficiente. Aujourd'hui,
nous savons que l'alcool à lui seul ne peut pas produire la tuberculose, la découverte de Koch a tranché la question de la pathogénie du tubercule. Aussi, sans chercher à discuter ces théories,
en arrivons-nous à nous poser cette question: l'alcoolisme est-il
une cause prédisposante de la tuberculose, et si oui, comment y
prédispose-t-il ? Il est impossible qu'à l'heure actuelle il se trouve
quelqu'un qui réponde d'une façon absolument négative et nous
n'hésiterons pas à répondre oui à la première partie de cette
question, d'autant mieux que nous nous trouvons d'accord avec
tout le monde ; nous dirons ensuite comment l'alcoolisme prédispose à la tuberculose, et en troisième lieu, comme nous parta-
geons les idées de nos maîtres sur l'action sclérogène de l'alcool,
nous appuierons cette théorie par nos observations.

Envisageons d'abord, l'alcoolisme cause prédisposante de la
tuberculose. Mais souvenons-nous auparavant, avec Bouchard,
que « pour la réalisation d'une maladie, il faut la réunion de
deux facteurs : le premier nécessaire est *l'agent pathogène ;* le
second, non moins indispensable, est la *connivence de l'organisme,*
qui mettra à la disposition du germe l'ensemble des conditions
physiques et chimiques qui constituent son milieu vivant ». Par
conséquent, il y a un microbe qui attaque et un terrain qui
résiste, se défend ; la maladie résultera du triomphe du microbe,
soit à cause de sa grande virulence, soit à cause du peu de résistance que lui oppose le terrain. Le rôle que joue le terrain dans
l'évolution des maladies infectieuses et particulièrement dans la
tuberculose, est tellement important que souvent « il prime la
graine » comme dit Revilliod [2]. Chaque individu jouit d'un certain
degré de réceptivité et d'immunité ; « né avec ces prédispositions

---

[1] Bouchard ; Revue de Méd , 1881.
[2] Revilliod ; Congrès pour l'étude de la tub. Paris 1893.

héréditaires bonnes ou mauvaises, il se trouve constamment plongé dans un milieu qui tantôt favorise, tantôt entrave la germination du bacille tuberculeux.

«Parmi les circonstances acquises, se placent en première ligne les maladies par lesquelles il a passé » (Revilliod). Pour la tuberculose en particulier, ces maladies laissent après elles un terrain tantôt favorable, tantôt défavorable à l'évolution tuberculeuse. Il les divise par conséquent en maladies : *tuberculisantes* et *non tuberculisantes* ; l'alcoolisme est classé parmi les premières.

L'alcoolisme n'ayant aucun rapport direct avec le microbe, nous ne nous occuperons que des modifications qu'il fait subir au terrain et qui le mettent en état de moindre résistance.

L'alcoolisme, nous disent, tous les auteurs, est une cause débilitante de l'organisme, et il débilite soit par les lésions d'organes qu'il produit, soit par l'entrave qu'il apporte à la nutrition générale. Presque tous les organes sont plus ou moins altérés par l'alcool : lésés dans leur constitution anatomique, troublés dans leur nutrition et leurs fonctions. L'élaboration des matériaux nutritifs est entravée ou abaissée, la destruction des poisons normalement formés dans l'organisme ou introduits avec les aliments, se fait d'une façon incomplète ou pas de tout ; l'alcalinité du sang est diminuée, l'ingestion des sels si nécessaires à l'organisme est amoindrie. Il en résulte une diminution des moyens de défense de l'organisme : chimiotaxie, phagocytose, état bactéricide. Cet état d'affaiblissement général, qualifié par Bouchard sous le nom de *misère physiologique*, mettrait l'organisme en état de moindre résistance à l'égard de toutes les causes morbifiques et particulièrement à l'égard de la tuberculose. « La preuve, dit Bouchard[1], que c'est bien par un procédé de nutrition amoindrie et retardante que se développe la tuberculose, c'est que les diverses maladies dont la pathogénie ressortit

---

[1] Bouchard ; *loc. cit.*

tout entière à la nutrition retardante se terminent par la tuberculose avec une fréquence bien faite pour surprendre tout esprit qui ne saisirait pas le pourquoi et le comment de pareilles issues. »

Le poumon subit le contre-coup de ce trouble général et devient un milieu favorable à la pullulation du bacille. Mais, organe principal d'élimination de l'alcool, il en subit également l'action directe. Nous avons vu en effet qu'il était siège d'une congestion, d'une inflammation catarrhale de la muqueuse ; or, l'inflammation des voies respiratoires, dit Debove, doit être citée en première ligne comme prédisposante à la tuberculose ; la bronchite expose à la tuberculose parce que les sécrétions bronchiques offrent aux bacilles un excellent milieu de culture et que la desquamation de l'épithélium ou sa résistance moindre permet facilement l'inoculation. Jaccoud attribue également une influence à l'inflammation, mais encore faut-il que le tissu enflammé soit un terrain spécial, prédisposé. Bauquel (Th.Nancy) au contraire n'attache pas une grande importance à cette inflammation, puisque sur 20 cas qu'il a observés, 7 fois seulement les malades ont présenté, 2 ou 3 ans avant l'apparition de la tuberculose, des accidents inflammatoires du côté de l'appareil de la respiration.

D'autres fois, ce n'est plus une simple congestion, une inflammation catarrhale qui constitue la lésion ; celle-ci est alors plus profonde, constante, irrémédiable : le parenchyme pulmonaire mal nourri par des vaisseaux altérés eux-mêmes, lui-même altéré par le toxique, subit la dégénérescence granulo-graisseuse. C'est un état d'infériorité cellulaire créé par l'alcool, une hypo-activité cellulaire comme l'appelle Villard, qui rend l'organe incapable de se défendre contre les germes pathogènes ou contre leurs produits toxiques. Ce poumon constitue encore un terrain apte à la culture du bacille et se laisse envahir une fois que celui-ci a commencé son œuvre.

L'alcoolisme peut agir encore d'une façon indirecte ; nous

savons déjà que l'aorte et l'artère pulmonaire sont quelquefois atteintes de lésions athéromateuses qui peuvent aboutir à la formation d'anévrismes.

L'anévrisme de l'aorte, par la compression qu'il exerce sur l'artère pulmonaire, apporte un grand obstacle à l'hématose : tout l'organisme en subit la conséquence, le poumon en particulier ; il en résulte un trouble général de la nutrition, une déchéance de l'organisme, créant ainsi un terrain propice au développement de la tuberculose. L'aortite agit aussi indirectement à la façon de l'anévrisme, lorsque l'aorte est très dilatée ou bien lorsque, ayant perdu son élasticité, elle ne peut plus faire progresser toute l'ondée sanguine ; le sang tend à refluer vers le cœur, qui s'hypertrophie ; quelquefois l'inflammation se propage aux coronaires, le cœur mal nourri subit alors la dégénérescence graisseuse. Le résultat est donc toujours le même, c'est un trouble général de la nutrition ainsi que de l'hématose ; de cette façon, l'organisme se trouve dans un état d'infériorité dans la lutte qu'il aura à soutenir contre le bacille tuberculeux.

Directement ou indirectement, l'alcoolisme est donc une cause prédisposante de la tuberculose par suite des troubles qu'il apporte dans les fonctions nutritives de l'organisme, qui, affaibli, détérioré, se trouve précisément dans les conditions où la tuberculose peut se développer.

Voyons maintenant le cas où l'alcoolisme crée un terrain défavorable au développement et à l'évolution de la tuberculose. L'alcoolisme, maladie essentiellement chronique, produit, comme nous l'avons vu, des lésions de dégénérescence et des lésions de sclérose ; le poumon, pas plus que les autres organes, n'est à l'abri de ces lésions et nous avons déjà vu ce qu'on doit penser des premières ; occupons-nous maintenant des lésions de sclérose.

Il est un fait généralement admis, c'est que les emphysémateux et les asthmatiques, atteints de sclérose pulmonaire sont rarement la proie de la tuberculose pulmonaire. La sclérose du poumon, d'origine vasculo-conjonctive, constituerait donc un milieu défavorable au bacille; cependant cela ne veut pas dire que la tuberculose ne peut jamais se greffer sur ce terrain, et dans un autre chapitre nous verrons quelle est dans ce cas la marche de la maladie.

Les arguments qu'on peut donner en faveur de cette opinion sont tirés de la clinique, de l'expérience et de la bactériologie; elle est confirmée aussi par ce fait que l'évolution conjonctive est un des modes naturels de la guérison du tubercule, ainsi que M. Bard[1] l'a démontré d'une façon magistrale dans sa thèse de doctorat.

« Les tendances évolutives des lésions tuberculeuses, dit-il, sont en effet commandées par l'état général de l'organisme qui les subit; ces lésions se produisent dans tous les organes par poussées successives et affectent une tendance autonome soit à la dégénérescence caséeuse, soit à l'évolution fibro-formative, suivant que la disposition générale de l'organisme, isochrone aux lésions produites, était apte à déterminer la tendance de ces derniers vers l'une ou l'autre des directions évolutives précitées».

Il décrit ensuite la formation des trois systèmes de bandes fibreuses qui concourent à la transformation fibreuse du tubercule; ces bandes fibreuses prennent naissance dans la trame conjonctive autour des granulations, des vaisseaux et des bronchioles.

« En se nattant dans divers sens, en échangeant les uns avec les autres leurs systèmes de fibres connectives, les bandes fibreuses que nous venons de décrire interceptent des espaces dont les uns, sur le poumon insufflé, se laissent pénétrer par l'air et dont les autres dans les mêmes conditions restent absolument impénétrables ». Ces deux espèces d'« îlots intercalaires » répondent, les uns, ceux qui ne sont pas pénétrables à l'air, aux tuber-

[1] Bard. De la phtisie chronique fibreuse. Th. Lyon 1879.

cules ; les autres pénétrables à l'air aux points du poumon qui n'ont pas été envahis par la pneumonie tuberculeuse ou au niveau desquels la résolution s'est effectuée *ad integrun*. Les îlots du premier genre restant ainsi sequestrés au sein du tissu fibreux peuvent s'infiltrer de leucine, de cristaux d'acides gras ou de sels calcaires. Telle est l'origine des tubercules crétacés que l'on trouve si communément aux sommets des poumons de ceux qui ont résisté à une poussée tuberculeuse.

Le même tissu fibreux qui a favorisé la guérison du tubercule constitue la sclérose pulmonaire ; dans les deux cas, c'est une inflammation chronique qui le produit, et son point de départ est également le même : tissu conjonctif périvasculaire, péribronchique, interalvéolaire.

N'est-il donc pas logique de penser alors que le même tissu qui a contribué à arrêter l'évolution caséuse du tubercule, puisse constituer d'abord un terrain défavorable au développement du tubercule et l'empêchant ensuite de se propager vite aux parties voisines dans le cas où il se serait développé quand même.

Que nous enseigne maintenant la clinique ?

Nous savons que l'emphysème généralisé accompagne généralement la sclérose pulmonaire ; la plupart des auteurs admettent aujourd'hui son antagonisme avec la tuberculose pulmonaire, et, si ce fait a été souvent contredit, c'est parce qu'on n'a peut-être pas assez bien dissocié l'emphysème pulmonaire primitif de cet emphysème secondaire, que M. Potain appelle emphysème de compensation ou vicariant. Alors que ce dernier constitue une complication sérieuse de la lésion tuberculeuse, l'emphysème généralisé primitif, soit à cause de l'insuffisance de l'inspiration, qui est une condition défavorable au transport du bacille, soit à cause de l'état exsangue, atrophique du poumon, constitue un terrain peu propice au développement du bacille.

Nous trouvons encore la confirmation de ce fait dans les salles des hôpitaux, où l'on trouve presque toujours un grand nombre de tuberculeux et d'emphysémateux ; ces derniers se trouvent alors dans les meilleures conditions de réceptivité, tant par l'état de leur organisme affaibli que par l'air plein de bacilles qu'ils y respirent. Cependant ces malades ne deviennent presque jamais tuberculeux, et « en ce qui me concerne, dit Villard, je ne crois pas l'avoir constaté jamais ».

A l'autopsie des sujets qui ont présenté des signes concomitants d'emphysème et de tuberculose, à forme fibreuse, cet auteur a trouvé les parties antérieures des poumons, grises, saillantes, ne crépitant pas sous le doigt, mais pas de nodules tuberculeux. C'est dans les parties postérieures que se rencontrent ces nodules, plus ou moins volumineux. « C'est une preuve frappante de l'antagonisme qui existe entre les deux processus, au point de s'exclure l'un l'autre des parties qu'ils ont envahies ».

Enfin, la bactériologie nous apprend que le bacille de Koch est un microbe essentiellement aérobie, il lui faut donc de l'oxygène pour se multiplier ; d'autre part, nous savons que l'air renfermé dans les lobules emphysémateux est difficilement renouvelé, il est pour cela surchargé de CO_2, ce qui constitue encore une condition défavorable au développement du bacille.

Cependant ces considérations ne s'appliquent que dans le cas où l'individu ne provient pas d'une « souche fertile en poitrinaires » ou lorsque l'état général est encore assez conservé pour pouvoir opposer une résistance au bacille.

7 décembre 1899. A... Louis, âgé de 41 ans, tonnelier, demeurant à Frontignan.

Antécédents héréditaires. — Mère morte à 29 ans, bacillaire, père mort cancéreux. De ses deux frères, l'un est mort du croup, l'autre est bien portant. Il a deux enfants bien portants.

Antécédents personnels. — Il a des adénopathies, mais n'a jamais eu aucune autre maladie.

Ethylisme assez marqué : deux litres de vin aux repas; absinthe et alcool dans la journée.

Etat actuel. — Depuis deux ans souffre de la gorge, sans tousser. Actuellement, depuis quatre mois, tousse beaucoup avec expectoration très abondante. Jamais d'hémoptysie.

Dyspnée très forte ; se couche sur le côté gauche.

Douleurs dans la gorge empêchant l'alimentation ; l'appétit est conservé ; il vomit quelquefois en toussant.

Douleurs de tête ; fièvre le soir.

Urine très bien ; traces d'albumine très légères.

Examen. — Thorax bien développé; la peau est chaude.

Percussion en avant : matité des deux côtés, surtout à droite.

Auscultation. — Inspiration rude, expiration prolongée, quelques craquements humides sous la clavicule droite.

En arrière. — Submatité à gauche, bruit de pot fêlé à droite.

Sommet droit. — Souffle cavitaire dans la fosse sus-épineuse, avec des bruits humides à la toux.

Sommet gauche.. — Inspiration rude, expiration prolongée; pas de bruits humides.

Diagnostic. — Bacillose bilatérale (induration à gauche, caverne à droite) à marche rapide, précédée d'une laryngite bacillaire, chez un alcoolique.

OBSERVATION II

(Service de M. le professeur Grasset.)

Bacillose bilatérale prédominante à gauche.

Le nommé Frédéric, âgé de 29 ans, est entré à l'Hôpital Suburbain, salle Fouquet, n° 26, le 28 juillet 1899.

Antécédents héréditaires. — Trois frères ou sœurs morts de convulsions de la première enfance.

Antécédents personnels. — Négatifs. Ethylisme net.

Etat actuel. — Tousse et crache depuis cinq mois. Crachats verts nummulaires. Jamais d'hémoptysies., Amaigrissement notable et rapide. Sueurs nocturnes. Diarrhée abondante depuis quatre à cinq jours.

Examen. — Phénomènes cavitaires à gauche. Induration à droite.

T. 16,5; pouls 120.

Le 16 août. Diarrhée persistante.

Le 19. Une seule selle mouillée.

Le 21. Sommet gauche, phénomènes cavitaires et bruit de pot fêlé. Quelques craquements à droite.

En arrière : un peu d'obscurité à gauche et craquements à la toux.

Le malade sort dans les premiers jours de septembre et n'a pu être suivi plus longtemps.

OBSERVATION III

(Recueillie au service des consultations gratuites de M. le professeur agrégé
Rauzier.)

30 septembre 1899. F... Eugène, âgé de 47 ans, portefaix.

Antécédents héréditaires. — Nuls.

Antécédents personnels. — Erysipèle l'hiver dernier. Syphilis il y a vingt-huit ans.

Jamais aucune autre maladie.

Ethylisme très marqué (8 absinthes au moins par jour).

Etat actuel. — Se sent fatigué depuis un an, mais il l'est davantage depuis quatre mois. Tousse et crache beaucoup. Crachats très abondants, blancs ; jamais d'hémoptysies. Quelques douleurs du côté droit.

Dyspnée très forte, surtout au moment du travail ou quand il monte un escalier.

Anorexie absolue ; amaigrissement considérable.

Douleurs à la pression au niveau de l'estomac ; vomissements fréquents le matin, jamais après les repas.

Douleurs de tête le soir, avec chaleur ; douleurs également dans les jambes. Jamais perte de connaissance. Urine bien.

Cœur. — Peu d'énergie ; les artères sont dures.

Système nerveux. — Tremblement très marqué ; force conservée aux membres supérieurs ; pas de parésie aux membres inférieurs. Réflexes rotuliens normaux ; pas de mouvements anormaux dans la langue.

Pupilles paresseuses mais contractiles : sensibilité conservée. Caractère violent. Psychisme suffisant.

Thorax. — En avant : submatité aux deux sommets. Respiration rude, expiration prolongée.

Craquements humides aux deux sommets, plus marqués cependant dans la fosse sus-épineuse droite.

Signes de bronchite un peu partout.

Diagnostic. — Alcoolisme à localisations multiples.

OBSERVATION IV

(Recueillie au service des consultations gratuites de M. le professeur-agrégé Rauzier)

16 février 1898. Edouard B..., âgé de 60 ans, cultivateur.

Antécédents héréditaires. — Pas de tousseurs dans sa famille. Une fille morte bacillaire ; les autres enfants sont bien portants.

Antécédents personnels. — Aucune maladie antérieure. Autrefois éthylisme (7 à 8 absinthes par jour).

Etat actuel. — Tousse et crache depuis quelques mois : les crachats sont épais, jaunes ; crachements de sang quelquefois. Dyspnée forte. Pas de douleur de côté.

Les jambes ne sont pas enflées. L'appétit n'est pas bon, mais la digestion se fait assez bien.

Pas de diarrhée, ni de constipation ; pas de maux de tête. Urine bien.

Examen du thorax. — Submatité très marquée au sommet droit, presque bruit de pot fêlé.

A l'auscultation, gros souffle amphorique.

Des sous-crépitations marquées à la base gauche.

En arrière, matité complète au sommet droit ; phénomènes cavitaires très marqués.

Diagnostic. — Bacillose, avec formation cavitaire au sommet droit.

Observatiom V

(Recueillie au service des consultations gratuites de M. le professeur-agrégé
Rauzier)

23 août 1899. Cyprien P..., âgé de 27 ans.

Antécédents héréditaires. — Père mort d'une fluxion de poitrine ; une sœur également.

Antécédents personnels. — S'enrhume facilement. Tremblement et troubles nerveux d'origine saturnine. Ethylisme.

Etat actuel. — Se plaint de toux et d'oppression depuis six mois. Sa voix est prise. Se couche sur le côté gauche. L'appétit est assez bon ; il vomit en toussant. Il a maigri de 5 kilogr. Tous les soirs fièvre avec frissons. Urine bien.

Examen. — Légère hyperthermie ; pâleur générale.
Emaciation très prononcée.
Submatité très marquée au sommet gauche.
Respiration rude, expiration cavitaire. Quelques gros râles.
Expiration prolongée, sous-crépitants sous la clavicule droite.
En arrière, submatité à droite.
Souffle cavitaire au sommet gauche, râles humides au sommet droit.

Cœur. — Tachycardie, sans bruits anormaux.

Diagnostic. — Bacillose bilatérale. Caverne à gauche, ramollissement à droite. Etat pyrétique.

OBSERVATION VI

(Recueillie au service des consultations gratuites de M. le professeur-agrégé
Rauzier)

13 juin 1900. Auguste C..., âgé de 28 ans, ferblantier.

Antécédents héréditaires. — Père mort d'accident ; avait toujours été bien portant. Mère bien portante. Une sœur qui tousse ; il a perdu un frère de méningite et une sœur de mal de Pott.

Antécédents personnels. — Coliques de plomb en 1894-1895. A 18 ans, il a eu une cystite non blennorragique, dont il a beaucoup souffert. Il boit beaucoup et toute espèce de boissons alcooliques.

Etat actuel. — Tousse et crache depuis cinq ans. Il y a deux mois et demi, il a eu une affection aiguë avec point de côté à droite. Depuis deux jours, douleur dans la région axillaire gauche. La toux n'est pas quinteuse, les crachats sont peu abondants. Dyspnée très forte. De temps en temps il a eu la voix un peu prise.

Appétit assez bon, digestion facile, pas de constipation, ni de diarrhée.

La tête lui tourne un peu ; depuis ces derniers temps il a quelquefois des faiblesses et des palpitations de cœur.

Urine bien ; se lève une fois la nuit.

Pas de maux de tête, pas de nuages devant les yeux.

Il a eu des crampes dans les jambes et les doigts.

Il a beaucoup maigri depuis ces derniers deux mois.

Examen. — Artères dures, pouls 96, température 36°8.

Malade très maigre, pâle au niveau du corps, bronzé au niveau du visage. Clavicules saillantes des deux côtés.

Submatité aux deux sommets, vibrations exagérées au sommet droit.

Respiration rude et expiration prolongée partout ; l'inspiration est plus obscure au sommet droit qu'au sommet gauche. Expiration également plus prolongée à droite.

En arrière, submatité au sommet droit.

Craquements humides très marqués aux deux sommets, dans les fosses sus-épineuses.

Le malade présente des phénomènes d'anémie très marqués ; il a eu deux faiblesses pendant l'examen.

Diagnostic. — Bacillose bilatérale à marche rapide chez un sujet saturnin et alcoolique, atteint de longue date d'une bronchite chronique simple.

Anémie prononcée.

OBSERVATION VII

(Recueillie au service des consultations gratuites de M. le prof. agrégé Rauzier).

14-I-1899. C... Joseph, âgé de 36 ans, fumiste.

Antécédents héréditaires. — Hérédité directe nulle. Trois frères et un enfant bien portants.

Antécédents personnels. — Adénite sous-maxillaire qu'on lui a ouverte au régiment.

Aucune autre maladie antérieure.

Ethylisme très marqué : cinq à six absinthes par jour ou trois bitter ; rhum dans le café, beaucoup de vin aux repas. Fume beaucoup.

Etat actuel. — Tousse depuis deux ans et souffre en avant et en arrière du thorax, au niveau des insertions du diaphragme et des muscles intercostaux.

Quintes de toux continuelles, plus fortes depuis 6 mois ; crachats blancs ou jaunâtres, quelquefois un peu de sang.

La dyspnée est très forte ; le malade se couche sur le dos, la tête élevée. Sa voix est rauque depuis un an.

L'appétit n'est pas bon, la digestion se fait difficilement ; il vomit après la toux, des glaires et ses aliments ; pas de vomissements en dehors de la toux.

Urine deux ou trois fois la nuit ; crampes dans les jambes, sensation de doigt mort ; de temps en temps œdème des malléoles.

Insomnies avec agitation, parle dans la nuit, voit des animaux sur le lit.

Examen. — Thorax normal ; malade plutôt pâle, transpire beaucoup la nuit.

Percussion en avant : légère submatité à droite, vibrations un peu exagérées.

Auscultation. — Inspiration rude, expiration prolongée au sommet droit ; quelques sibilences.

A gauche, inspiration supplémentaire et quelques sibilances vers la base.

En arrière, submatité dans toute l'étendue, à droite.

Inspiration rude, râles sous-crépitants au sommet droit, quelques craquements humides dans la fosse sus-épineuse gauche.

Cœur normal ; un peu de tachycardie. Pouls, 114.

Le foie est un peu douloureux et volumineux ; un peu d'ictère.

Diagnostic. — Bacillose bilatérale, prédominante à droite, avec cirrhose hypertrophique du foie, chez un alcoolique.

Oservation VIII (Résumée)

(Docteur Alison. Arch. génér. de méd., 1888)

Joseph B..., 44 ans, cultivateur et travailleur exceptionnel, habitant à Flin, ayant une constitution magnifique et des parents exempts de toute tare héréditaire, *n'ayant jamais été malade* ; depuis la mort de sa première femme, survenue dix ans auparavant et due à la phtisie, se met à boire des liqueurs fortes, deux litres d'eau-de-vie de grains par semaine, le matin et à toute heure de la journée; à partir du mois de juin 1884, il reçoit chez lui son fils aîné atteint de tuberculose pulmonaire contractée dans une pension de Nancy, et dont il partage la chambre et le lit. Il meurt de phtisie galopante au bout de quatre mois.

OBSERVATION IX (Résumée)
(Docteur Alison. Arch génér. de méd., 1888)

Joseph R..., 46 ans, cultivateur, demeurant à Gloneville, né de parents sains, étant lui-même de forte constitution, n'ayant aucun antécédent scrofulo-tuberculeux dans sa famille, devient ivrogne à partir de 22 ans, partageant ses journées entre l'auberge et un travail forcé. L'abus du vin et des eaux-de-vie de commerce, qu'il boit le matin à jeun et à chaque instant de la journée, amène chez lui de la dyspepsie, des congestions hépatiques, du délire et une laryngo-bronchite.

Joseph R..., qui fréquentait tous les jours la maison d'une poitrinaire, Mélanie P..., demeurant à côté de chez lui, fut pris de phtisie galopante en octobre 1872 et mourut le 11 février 1873.

OBSERVATION X (Résumée)
(Docteur Alison. Arch. génér. de méd., 1888)

Nicolas B..., aubergiste et cultivateur, 62 ans, demeurant à Pettenville, fort lui-même et ayant des parents des deux côtés extrêmement robustes, faisait souvent, à toute heure, des excès e bière et d'eau-de--vie, prend une laryngo-bronchite et plusieurs congestions hépatiques. Il est atteint de tuberculose pul-

T.   4

monaire, dont il meurt après dix mois de maladie. Deux de ses
filles, l'aînée ayant contracté la phtisie à Lunéville, étaient
mortes de la même maladie, dans sa propre chambre.

Observation XI (Résumée)

(Docteur Alison. Arch. génér. de méd., 1888)

François G..., 26 ans, cultivateur, très fort de constitution,
ayant encore ses parents très âgés et sains, se met à boire des
liqueurs fortes dès l'âge de 18 ans, passe son temps de service
au régiment, revient au bout de cinq ans phtisique dans sa
famille, en proie à des vomissements matinaux, à des hallucinations, à des fourmillements, à des tremblements des membres
supérieurs et à une laryngo-bronchite. Il meurt après huit mois
de maladie.

Observation XII (personnelle).

Bacillose du sommet droit, chez un alcoolique scléreux.

M. F..., âgé de 54 ans, cordonnier, demeurant à Montpellier.

Antécédents héréditaires. — Nuls.

Antécédents personnels. — De constitution forte, bien musclé,
prétend avoir toujours joui d'une santé parfaite. Il est un peu
oppressé et tousse légèrement depuis longtemps. Garçon de café
à l'âge de 26 ans, il se met à boire, à cette époque, il prend
toute espèce de boissons alcooliques : vins rouge et blanc, rhum,
absinthe. A l'âge de 36 ans, il quitte son métier de garçon de
café pour devenir marchand de vins et de charbons, profession
qu'il exerce très peu de temps. Il est cordonnier depuis.

Présente tous les signes de l'alcoolisme chronique : tremblements, troubles digestifs, pituite matinale, sommeil souvent troublé par des rêvasseries et des cauchemars. Caractère ordinairement gai ; il a cependant des moments de mélancolie, quelquefois des moments d'emportement à la moindre des choses. Parle un peu difficilement, il a un peu d'hésitation pour exprimer ses idées.

Etat actuel. — Depuis un mois, tousse et crache plus que d'habitude. Perd l'appétit et commence à maigrir.

Dans les premiers jours du mois d'août 1899, époque à laquelle nous le voyons, il tousse et crache beaucoup. La toux, de plus en plus fréquente, pénible, empêche le malade de dormir. Crachats abondants, purulents, quelquefois striés de sang. Jamais d'hémoptysies.

L'amaigrissement s'accentue tellement que le malade est obligé de suspendre tout travail. Appétit complétement perdu.

Fièvre peu intense; la température vespérale n'a jamais dépassé 38°. Sueurs nocturnes abondantes.

Examen. — Submatité très légère aux deux sommets en avant. Même signe plus marqué en arrière et à droite. Sonorité normale aux bases. Vibrations exagérées aux deux sommets.

A l'auscultation, nous trouvons, en avant : respiration rude, expiration prolongée aux deux sommets, mais toujours plus marquée à droite qu'à gauche. Sous-crépitants au sommet droit, dans les fosses sus et sous-épineuses. Obscurité de la respiration à la partie inférieure du poumon. Quelques frottements pleuraux.

Rien de particulier au poumon gauche.

Cœur normal, léger bruit diastolique à la base, pouls fréquent, 100 à 110, artères dures et sinueuses.

Région hépatique légèrement douloureuse et paraît bombée.

Urine bien, mais se lève une fois la nuit.

Examen des crachats, négatif la première fois, a révélé le bacille tuberculeux quelques jours après, à un second examen.

En présence de ces symptômes, nous posons le diagnostic de poussée bacillaire au sommet droit chez un alcoolique scléreux.

Le 10 août, nous prescrivons :

1° Glycéroph. de chaux............. .... 10 gram.

Arseniate de soude............... 0.05 centigr.

Eau...... :................... 300 gram.

à prendre deux cuillerées à bouche par jour.

2° Lavements au phosphotal tous les jours.

3° Badigeonnage $\left\{ \begin{array}{l} \text{Teinture d'iode} \\ \text{gaïcol} \end{array} \right.$ $\bar{a}$ $\bar{a}$

Suppressions absolue des boissons alcooliques. Un verre de vin rouge lui est cependant accordé aux principaux repas. Lait dans l'intervalle.

Alimentation. — Promenade sans fatigue au grand air et au soleil.

Au bout de quinze jours, une amélioration assez notable s'est produite. Crachats moins abondants ; les râles ont également diminué. L'appétit renaît petit à petit, le malade recouvre la santé et augmente rapidement de poids.

30 août. Toux rare, expectoration également. On a de la peine à trouver encore quelques râles.

Le 2 septembre, le malade part pour la montagne, d'où il revient vers le milieu d'octobre.

Son état est très amélioré, mais il tousse toujours un peu, surtout le matin en se levant. L'auscultation des sommets ne révèle qu'une expiration prolongée.

Depuis, nous avons souvent vu le malade, il paraît toujours en bonne santé et accomplit son travail aussi bien qu'avant sa maladie.

Nota. — Le malade a complètement renoncé aux boissons fortes ; il ne boit plus que du vin, et encore pas autant qu'auparavant.

OBSERVATION XIII

(Recueillie au service des consultations gratuites de M. le professeur-agrégé Ranzier)

4 octobre 1899. M... Auguste, âgé de 30 ans, ébéniste, demeurant à Montpellier.

Antécédents héréditaires. — Son père est mort à l'âge de 60 ans, à la suite d'une attaque. Mère, trois frères et une sœur bien portants.

Antérédents personnels. — Jamais aucune maladie antérieure.

Ethylisme assez marqué : trois litres de vin, deux absinthes par jour ; quelquefois du rhum avec le café. Fume beaucoup.

Etat actuel. — A la suite d'un refroidissement qu'il a pris il y a deux ans, commence à tousser et à cracher ; il tousse par quintes, surtout la nuit. Expectoration très abondante ; jamais de sang dans les crachats.

Sa voix est prise ; point de côté, surtout à gauche ; le malade ne peut se coucher sur aucun côté.

La dyspnée est très forte.

Crampes dans les mollets et les orteils ; pas de sensation de doigt mort. Pollakiurie nocturne ; traces d'albumine.

Perte de l'appétit, anorexie avec amaigrissement assez marqué. Vomissements après la toux ; jamais après les repas. Pas de diarrhée.

Examen. — Légère submatité aux deux sommets ; à gauche et en avant, quelques râles fins sous la clavicule.

A droite, respiration rude, expiration prolongée ; quelques sous-crépitants. En arrière, sous-crépitants dans la fosse sus-

épineuse gauche. Obscurité respiratoire dans la fosse sus épineuse droite ; mêmes signes qu'en avant.

Cœur. — Tachycardie, éclat diastolique à l'aorte. Artères
dures et sinueuses. Pouls, 144.

Diagnostic. — Bacillose prédominante à gauche chez un
alcoolique scléreux.

L'alcoolisme par la sclérose a limité les lésions.

OBSERVATION XIV

(Service de M. le professeur Grasset)

Bacillose hémoptoïque.— *Ramollissement à gauche,*
cavernes à droite.

Le nommé Vincent F..., âgé de 50 ans, marbrier, est entré à
l'Hôpital-Suburbain, salle Fouquet, n° 31, le 13 juillet 1899.

Antécédents héréditaires.— Peu précis.

Antécédents personnels. — Il y a quinze ans, première poussée hémoptoïque, suivie d'une longue période de santé. Tousse
et crache depuis. Ethylisme marqué.

Etat actuel, 13 juillet.— Depuis deux ans, nouvelles poussées
hémoptoïques. Tousse et crache davantage. Les crachats sont
épais, hémoptoïques.

Douleurs thoraciques. Amaigrissement et faiblesse considéra-
bles. Sueurs nocturnes.

Temp. 37°5 le matin, 38°5 le soir. Frissons intenses. T. 13°5,
pouls, 92.

Examen du thorax. — Sommet gauche : inspiration rude,
expiration prolongée.

Sommet droit : obscurité respiratoire ; expiration prolongée ;
râles nombreux.

En arrière : matité absolue au sommet droit ; matité en sablier ; signes cavitaires au sommet ; infiltration à la base.

A gauche : ramollissement du sommet.

Le 2 août, hémoptysie abondante.

Injection d'ergotine. Repos absolu. Lait froid. Ventouses.

Le 16 août, nouvelle hémoptysie.

Quelques jours plus tard, le malade sort en assez mauvais état.

OBSERVATION XV

(Service de M. le professeur Grasset)

Bacillose cavitaire du sommet droit. — Evolution fébrile.

Le 9 août 1899 est entré à l'Hôpital-Suburbain, salle Fouquet, n° 25, le nommé André P..., âgé de 60 ans, plâtrier.

Antécédents héréditaires. — Il a perdu six frères ou sœurs.

Antécédents personnels. — Hémoptysie, il y a dix ans ; tousse et crache depuis. Crachats jaunes. Vomit en toussant. Ethylisme.

Etat actuel. — Appétit médiocre, pas de diarrhée. Sueurs nocturnes profuses. Fièvre accompagnée de frissons. Jambes enflées depuis trois jours. Douleurs au côté droit.

Examen, 9 août. — Faciès amaigri, pommettes rouges.

Thorax. En avant : submatité au sommet droit. Phénomènes cavitaires. Souffle à l'expiration, à la hauteur du mamelon droit. A gauche, quelques sibilances. En arrière : matité au sommet droit, bonne sonorité à la base droite. A l'auscultation, mêmes signes qu'en avant. Souffle aux deux temps ; râles humides. Frottements pleuraux aux deux bases.

Artères dures. Cœur peu énergique. Pouls, 84. Temp. 38° le matin, 39°5 le soir ; T. 9.5.

Matité hépatique commençant à deux travers de doigt au-dessus du mamelon et dépassant de 4 à 5 centim. le rebord costal. Dans le côté, il n'y a pas de matité remontant à la même hauteur qu'en avant. Il faut penser à quelque chose d'extra-hépatique : un petit épanchement enkysté ou interlobaire s'étant vidé dans les bronches et ayant laissé une cavité qui nous donne les signes actuels perçus au niveau du mamelon : matité et souffle. Cependant, on ne retrouve pas de vomique.

Le malade succombe le 2 septembre Pas d'autopsie.

OBSERVATION XVI (Résumée).

(Kortz, th. Paris 1892).

Rétrécissement aortique. Athérome artériel. Alcoolisme.
Tuberculose pulmonaire droite.

G..., 51 ans, gratteur de zinc, est entré le 2 mars 1892 à l'Hôpital Bichat, salle Bazin, n° 1, au service de M. Huchard.

Antécédents héréditaires. — Père quelquefois malade, jamais longtemps. Mère morte à 75 ans. Il a perdu 3 frères en bas âge, un autre mort à 25 ans; il avait du tremblement mercuriel ; deux autres bien portants. A perdu également 4 sœurs, dont une d'otite suppurée, les trois autres de cause inconnue. Il en reste deux bien portantes.

Antécédents personnels.. — Epistaxis fréquente depuis l'âge de 7 ans. Oppression pendant le travail et même au repos. Herpès génital fréquent, jamais de rhumatisme. Sa vie a été très agitée ; à 11 ans il quitte la Suisse pour se rendre en Italie, où il est resté garçon marchand de vin jusqu'à 20 ans. Revient à Tessin, son pays et trois mois après se rend à Paris où, après avoir changé de métier plusieurs fois, devient gratteur en zinc. Fièvre typhoïde à 44 ans. Ethylisme assez marqué : 3 litres de vin, 4 à 5 petits verres, un peu d'absinthe et de vermouth. Aucun symptôme nerveux d'alcoolisme.

Etat actuel. — Tousse et crache depuis deux ans ; jamais d'hémoptysie, les crachats sont striés de sang depuis un mois seulement.

Il y a un an, commence à maigrir ; l'appétit a diminué depuis ce moment. Sueurs nocturnes depuis un mois.

Foie augmenté de volume, légèrement douloureux à la pression.

Cœur. — Souffle systolique à la base, second bruit mal frappé, soufflant. Radiales dures athéromateuses.

Poumons. — Sommet droit : en avant submatité et râles sous-crépitants moyens ; mêmes signes en arrière. Dans le reste du poumon, on entend quelques râles de bronchite.

Sommet gauche : en avant, respiration soufflante, surtout à l'inspiration ; pas de matité. En arrière, rien de particulier.

Crachats jaunes-verdâtres. Bacilles en grande quantité.

Urines. — Pas d'albumine ni de sucre.

A la fin de mars, état général meilleur, le malade paraît avoir engraissé.

12 Avril. — Submatité au sommet gauche, nombreux râles sous-crépitants.

9 Mai. — Le malade sort de l'hôpital en assez mauvais état.

Il y rentre le 8 août, très amaigri, pâle, anémié. Lésions bacillaires plus avancées qu'à sa sortie. Mêmes lésions cardiaques. Le malade meurt dans le courant de septembre ; l'autopsie n'a pu être faite.

Symptomatologie

La symptomatologie de la tuberculose pulmonaire chez les alcooliques présente certaines particularités qui la différencient de celle de forme commune de cette maladie. Nous allons essayer de retracer en quelques mots le tableau clinique de la tuberculose des buveurs, et nous dirons ensuite en quoi ce tableau diffère du tableau clinique de la forme commune.

Le début peut être assez rapide, sans prodromes, survenant chez des individus qui jusqu'alors paraissaient jouir d'une santé satisfaisante ; ou bien, lent et insidieux. Le plus souvent, c'est un malaise, un amaigrissement, une inaptitude à tout travail exigeant un effort musculaire, qui ouvrent la scène. La dypsnée, peu intense au début, devient de plus en plus forte, surtout au moment du travail. La toux ne tarde pas à apparaître ; elle est sèche d'abord, fréquente, quinteuse, déchirante : bientôt survient une expectoration muqueuse, transparente et peu abondante, qui plus tard devient purulente. Les crachats sont quelquefois striés de sang. Les hémoptysies manquent souvent; d'autres fois au contraire, elles sont abondantes, « fréquentes, survenant dès le début et se reproduisant plusieurs fois, le malade paraissant jouir de la meilleure santé pulmonaire » (Déjean de la Batie, Th. Paris).

La fièvre est presque constante le soir, elle varie suivant la marche de la maladie : pouvant atteindre 40° dans le cas d'évolution rapide, mais elle ne dépasse généralement pas 38°5 à 38°8 si cette évolution est lente. Très souvent, cette fièvre a pour cortège habituel, de l'agitation, du tremblement, du délire, troubles du sommeil ; ces phénomènes, qui sont dus à l'intoxication alcoolique, ont été observés presque dans tous les cas rapportés par Lancereaux et ont été généralement suivis de mort. M. Féburé[1] rapporte l'observation d'une femme éthylique présentant des troubles intellectuels, hypochondrie, idées de persécution, hallucinations de la vue et de l'ouïe et chez laquelle au contraire une poussée de bacillose fit disparaître tous ces phénomènes.

D'autres fois cette fièvre est accompagnée de sueurs profuses, de frissons intenses souvent répétés ; « dans ce cas, dit Krans, la fin n'est pas loin. »

L'appétit, diminué depuis longtemps à cause des troubles gastriques dus à l'alcoolisme, disparaît presque complètement ; l'amaigrissement fait de grands progrès, quelquefois même le malade arrive à la cachexie avant que les lésions tuberculeuses soient accentuées. Dans d'autres cas, les malades gardent longtemps un embonpoint en désaccord complet avec la lésion que révèle l'auscultation. Cet embonpoint fond cependant brusquement et rapidement avant la mort, de sorte que ces malades arrivent au même état de cachexie à l'issue fatale, au même titre que ceux qui ont maigri lentement.

Les vomissements ne sont pas rares ; ils surviennent le matin à jeun et sont dus alors à l'alcoolisme, ou après le repas à la suite de quintes de toux.

Les bruits du cœur sont généralement normaux ; quelquefois on entend un éclat diastolique à l'aorte.

Le pouls est régulier, égal, mais fréquent.

Les signes physiques sont habituellement les mêmes que dans la forme ordinaire ; les sommets sont généralement les premiers

---

[1] Féburé ; *Progrès médical*, 1888.

pris et le droit plus souvent que le gauche. M. Villard a vu cependant la phtisie, chez des alcooliques, débuter par la base.

La percussion dénote une submatité au niveau de la région envahie. Comme souvent l'évolution est très rapide, les lésions deviennent vite confluentes et le malade est emporté avant même que ces lésions subissent un ramollissement complet ; on comprend que dans ce cas les cavernes ne se forment pas et *le bruit de pot fêlé* fasse défaut ; d'autres fois, c'est l'évolution lente à cause de la sclérose pulmonaire qui fait que les cavernes ne se produisent pas, et par conséquent ce bruit de pot fêlé peut ne pas exister encore. Mais on peut le produire cependant quand il y a une caverne assez volumineuse.

A l'auscultation des sommets, on constate une inspiration rude, saccadée, une expiration prolongée.

«Le murmure vésiculaire, dit Krans [1], n'est plus doux, moelleux, continu ; il semble qu'il soit interrompu, et que l'air, en pénétrant dans les vésicules, éprouve comme un temps d'arrêt.»

M. Sauveur, dans ses leçons cliniques, insiste sur ce phénomène et lui attribue une grande valeur de diagnostic au début lorsque les autres symptômes manquent.

Les râles sont disséminés et rares au commencement ; «on est très souvent porté à les attribuer à une bronchite chronique ou à un état emphysémateux» (Krans). Bientôt ils deviennent nombreux et humides. Les signes de cavernes ne sont pas fréquents à observer; lorsqu'il y a formation de cavernes, celles-ci se forment généralement peu de temps avant la mort, elles ne sont pas très volumineuses et siègent de préférence aux sommets.

Tel est, en quelques mots, le tableau habituel de la phtisie chez les alcooliques.

Dans le cas où la tuberculose s'est greffée sur un poumon sclérosé, l'évolution de ces phénomènes est un peu différente :

[1] Krans ; Gazette des Hôp., 1863.

la sclérose du poumon s'accompagnant généralement d'un emphysème plus ou moins généralisé de cet organe, le malade présentera avant tout les signes de l'emphysème. Il nous dira d'abord qu'il tousse et qu'il est oppressé depuis fort longtemps, que malgré cela il a conservé encore toutes ses forces, qu'il n'a presque pas maigri ; en somme, les années et les mois n'ont pas beaucoup changé son état général. La dyspnée devient très intense, le malade suffoque à la moindre fatigue. Cette dyspnée, parfois plus accusée la nuit, est due, non pas à la lésion tuberculeuse, mais à l'emphysème primitif ; en effet, si on ausculte le malade, on trouve un foyer tuberculeux limité au sommet ; or, un emphysème aussi généralisé et secondaire à une lésion tuberculeuse ne s'observe que dans la granulie, ce qui n'est nullement le cas ici.

Le thorax peut être bombé comme chez les emphysémateux, mais très souvent il présente un aplatissement qui est le résultat des lésions tuberculeuses.

La percussion peut ne pas révéler la matité de la bacillose, car elle peut être masquée par la sonorité de l'emphysème.

A l'auscultation, on peut entendre les signes communs aux deux affections, ainsi que ceux qui leur appartiennent en propre : rudesse de la respiration, diminution du murmure vésiculaire, expiration prolongée, rien ne manque ; quelquefois même on peut entendre un souffle caverneux au sommet, dû à une dilatation bronchique, soit d'origine tuberculeuse, soit d'origine emphysémateuse.

Des râles sous-crépitants aux sommets peuvent coexister avec des râles siégeant à la partie inférieure du poumon et appartenant à l'emphysème.

La fièvre, quand elle existe, est irrégulière et peut apparaître tous les quatre ou cinq jours.

Voyons maintenant en quoi la tuberculose des alcooliques diffère de la forme commune de cette maladie.

Elle diffère :

1º Par l'âge de son apparition, qui est, comme nous l'avons vu, entre 30 et 55 ans, rarement avant ou après ;

2º La dyspnée est très intense dès le début, chez les alcooliques, rare chez les autres ou très légère quand elle existe ;

3º En ce qui concerne l'hémoptysie, l'on sait qu'elle est habituellement un signe précurseur dans la forme commune ; chez les alcooliques, sa fréquence est discutée : les uns admettent qu'elle manque dans la plupart des cas ; d'autres, au contraire, insistent sur sa plus grande fréquence favorisée par les altérations des vaisseaux dues à l'alcoolisme. Dans les observations que nous rapportons nous la trouvons plutôt rare ;

4º Il en est de même des accidents laryngés ; Launay prétend qu'ils accompagnent presque toujours les accidents pulmonaires ; on les rencontre également dans presque toutes les observations de Bauquel (Th. Nancy); d'autres, au contraire, les considèrent comme rares ; nous les trouvons six fois dans nos seize observations ; ils accompagnent presque toujours la tuberculose à marche rapide.

5º Les phénomènes nerveux dus à l'intoxication alcoolique n'existent pas dans la forme ordinaire.

Une dernière différence est fournie par l'évolution de la maladie, évolution qu'il nous reste à examiner.

Marche, durée. — De ce qui précède, il résulte que la marche de la maladie est différente suivant les cas. Généralement rapide dans la majorité des cas, elle est lente chez les sujets en puissance de sclérose pulmonaire.

Pour Krans, cette marche est toujours très rapide ; dans les deux premiers cas qu'il a rapportés, ses malades ont été emportés : l'un, au bout d'un mois ; l'autre a traîné un peu plus longtemps. Launay admet que l'alcoolisme peut causer la phtisie à marche lente aussi bien que la phtisie galopante. Lancereaux se range à son avis ; pour cet auteur, l'évolution de la tuberculose des buveurs s'effectue en deux à six mois, rarement davantage ; même dans sa plus longue évolution, elle n'a pas encore la durée de la phtisie ordinaire. La maladie évolue souvent par poussées successives, subintrantes, avec des rémissions imcomplètes dans les intervalles.

Quelquefois cependant, on trouve des arrêts assez prolongés ; quelques mois, un an et même deux ans ; mais de nouvelles poussées surviennent, et la maladie reprend son évolution rapide avec toute sa gravité.

Chez les buveurs qui font de la sclérose pulmonaire, cette marche est, au contraire, beaucoup plus lente. L'artério-sclérose, faisant, au point de vue de l'évolution des lésions, des vieillards avant l'âge, il n'est pas étonnant de trouver chez les scléreux artériels une tuberculose à forme sénile, la forme fibreuse chronique.

L'affection peut persister longtemps à l'état stationnaire, rester en quelque sorte latente, mais souvent, quoique lente, sa marche est progressive et des complications cardiaques ne tardent pas à apparaître.

M. Villard est du même avis : « Cet-état dure, dit-il, un temps indéfini jusqu'au jour où une complication accidentelle, telle qu'une broncho-pneumonie ou une lésion cardiaque secondaire vient mettre un terme à une maladie dont le pronostic était déjà si aléatoire et si grave ». Chez les six malades observés par Leudet, la tuberculose a évolué sans paraître avoir été ni accélérée, ni retardée par l'alcoolisme.

Tripier, de son côté, a vu des phtisiques ivrognes, parcourir les phases de leur maladie avec une extrême lenteur.

Kortz (Th. Paris, 1892-1893) rapporte plusieurs observations de tuberculose à évolution lente (huit ans dans un cas) chez des artério-scléreux. L'alcoolisme n'est mentionné que dans une seule observation ; cependant, comme il est un des plus importants facteurs de l'artério-sclérose, nous croyons qu'il a dû jouer un rôle plus important qu'on ne lui a attribué.

Enfin, dans nos observations XIV et XV, la maladie a mis dix et quinze ans pour évoluer.

Diagnostic, pronostic. — Nous venons d'envisager les particularités qui différencient la phtisie des buveurs de la forme commune. Si nous y joignons les diverses manifestations de l'alcoolisme qui persistent généralement pendant l'évolution de la tuberculose, nous pensons être autorisé à porter le diagnostic de bacillose alcoolique.

Au contraire, le problème n'est pas si aisé quand il s'agit d'une tuberculose évoluant chez un scléreux avec un emphysème concomitant. Dans ce dernier cas, l'emphysème est quelquefois tellement prononcé qu'il rend les tubercules inauscultables ; c'est une cause d'erreur qu'il faut bien connaître.

L'emphysème coexistant avec la tuberculose peut être, comme nous l'avons vu, primitif, indépendant de la lésion tuberculeuse, ou secondaire, consécutif à cette lésion. Ces deux lésions doivent être dissociées ; il est très important, au point de vue du pronostic, de reconnaître quelle est la lésion première.

On y arrive en tenant compte de l'étendue, du siège et du moment de l'apparition des lésions. Un emphysème généralisé avec une lésion bacillaire limitée ne saurait être que primitif, car, s'il était secondaire, il ne pourrait être que la complication de la granulie ; les râles appartenant à la tuberculose siègent plutôt au sommet et en arrière, les signes de l'emphysème siègent, au contraire, aux parties inférieures des poumons, et, quand on les entend au sommet, ils sont plutôt en avant qu'en arrière. Le malade lui-même peut également fournir certains renseignements ; il nous dira, en effet, qu'il tousse et qu'il est oppressé depuis longtemps avec, cependant, un état général relativement bon. En conséquence, nous pouvons diagnostiquer une bacillose

chez un emphysémateux, et, si l'emphysème lui-même est produit par la sclérose pulmonaire d'origine alcoolique, nous dirons
bacillose chez un alcoolique scléreux.

L'emphysème secondaire, consécutif à la tuberculose, est
circonscrit, irrégulier et se développe autour des tubercules souvent fibreux. La dyspnée dans ce cas ne précède pas la phtisie;
mais apparaît plus tard au cours de la maladie.

Quoi qu'il en soit, ce n'est pas par des symptômes isolés qu'on
peut reconnaitre la forme fibreuse, mais par la marche générale
de la maladie, sur laquelle nous n'avons pas à revenir.

Le pronostic, particulièrement grave chez les uns, puisque la
terminaison fatale. arrive au bout de six mois en moyenne, est
moins sombre chez les scléreux.

La maladie peut encore être curable chez les premiers, mais à
condition que le malade renonce et qu'il renonce à temps à ses
habitudes. Nous avons vu que l'évolution de la tuberculose chez
les buveurs présente souvent des arrêts plus ou moins longs, et, si
le malade sait en profiter, s'il revient à la sobriété, se soumet à
une hygiène et un traitement convenables, il pourra résister aux
poussées granuleuses qui peuvent s'ensuivre. Mais, combien peu
nombreux sont ceux qui se laissent convaincre par le médecin
qui leur fait entrevoir le danger qui les menace, le triste avenir
qui les attend! L'adage, *qui a bu, boira* n'est malheureusement
que trop vrai, et il est juste de dire que ces malades succombent
à leur vice.

Chez les autres, on est porté, en raison de la lenteur de l'évolution,
à établir un pronostic favorable, surtout en pensant qu'il s'agit d'une
tuberculose pulmonaire. Malheureusement, ces malades sont toujours sous la menace d'une complication pulmonaire ou cardiaque, venant souvent assombrir le pronostic. Dans ce cas, le malade
meurt rarement du fait de sa phtisie ; le plus souvent c'est une
broncho-pneumonie, une dilatation cardiaque avec insuffisance
tricuspidienne et asystolie consécutive qui amènent la mort.

Forme Anatomique

Les lésions tuberculeuses chez les buveurs sont identiques à celles que l'on rencontre dans la forme commune de la phtisie. On trouve quelquefois la forme miliaire généralisée que Krans a décrite sous le nom de *phtisie disséminée aiguë*, mais, le plus souvent, c'est la forme granuleuse qui prédomine, de même que la forme caséeuse est la lésion habituelle des sédentaires, vivant dans un milieu dont l'aération est défectueuse, ayant souvent une alimentation insuffisante ou surmenés intellectuellement et physiquement. C'est de cette forme que Lancereaux écrit dans son article « Alcoolisme » du *Dict. Encycl.* : « l'abus des boissons spiritueuses contribue puissamment au développement de l'altération décrite sous le nom de *phtisie granuleuse*, si toutefois, il ne l'engendre pas complètement, au moins dans certain nombre de cas ». Longeaud[1] l'a rencontré 21 fois dans les 22 observations qu'il rapporte ; à ces observations il faut ajouter toutes celles du D' Amat, qui, malgré cela, ne l'admet pas comme règle absolue. « A côté de la forme granuleuse, dit-il, on trouve également des tubercules, plus fréquents qu'on ne le croit généralement ; ils sont peu volumineux et rarement ramollis ».

Les granulations miliaires, de forme lenticulaire ou pisiforme, sont assez également disséminées dans le parenchyme pulmonaire congestionné ramolli, souvent altéré et parsemé de points

---

[1] Longeaud : *Loc. cit.*

pigmentaires. Ces points pigmentaires, de forme et de dimensions absolument pareilles aux tubercules qui les environnent, ont été signalés par Krans, Launay, Lancereaux, mais aucun de ces auteurs n'a songé à les expliquer.

Bard[1] en donne l'explication suivante :

« Du centre primitif, quel qu'il soit, l'inflammation rayonne et s'étend ; alors, on voit, autour de ce centre, une zone inflammatoire, un cercle pigmentaire, plus ou moins large et très prononcé. Ce cercle peut s'agrandir, refoulé par le développement de la granulation, qui, lorsqu'elle a atteint un certain volume, fusionne avec les voisines, se ramollit et fond, laissant une simple excavation. L'inflammation s'est éteinte et la pigmentation s'est effacée.

» Au lieu de se laisser refouler par le tubercule, le cercle peut l'enserrer, le presser de toutes parts et l'étouffer. Ainsi envahie par le pigment, la granulation se dessèche, devient crétacée, et finalement disparaît ; l'inflammation s'éteint encore ; seule la pigmentation persiste et devient de plus en plus foncée. Le tubercule, dès que la pigmentation a été complète, s'est arrêté dans son évolution. »

La coloration de ces points pigmentés présente des nuances du rouge vif au noir le plus sombre, indiquant les diverses phases d'un processus inflammatoire qui traduit la résistance de l'organisme à l'invasion bacillaire. Quant au pigment, sa provenance n'est pas douteuse ; c'est la matière colorante des globules rouges — l'hémoglobine.

Les cavernes ne sont, d'autre part, pas si rares qu'on le prétend ; dans les observations que nous rapportons, nous les rencontrons six fois. De dimensions généralement petites, elles peuvent cependant atteindre le volume d'un œuf de poule, mais jamais

[1] Bard ; *Loc. cit.*

on ne trouve ces vastes cavités qui sont le propre de la phtisie chronique à modalité héréditaire.

Cependant Villard admet que « chez le buveur, le poumon passe avec la plus grande hâte de l'état d'infiltration à l'état cavitaire ; les masses néoplasiques fondent chez la plupart des malades, comme glace au soleil. »

Elles siègent, le plus souvent, aux sommets.

Chez les sujets en puissance de sclérose pulmonaire, on trouve la forme chronique fibreuse ; les tubercules sont alors entourés d'une zone fibreuse qui empêche leur évolution rapide et la propagation de la lésion aux parties voisines. D'autres fois, le tuber·cule subit une transformation fibreuse, s'arrête dans son évolution, ou bien il s'infiltre de sels calcaires ou de cristaux d'acides gras et constitue ainsi le tubercule crétacé.

Toutes ces lésions siègent surtout aux sommets ; Villard a quelquefois constaté le début de la tuberculose chez les alcooliques par la base. Lancereaux et plusieurs autres admettent que c'est au sommet droit et en arrière que siègent généralement les lésions ; quand les deux sommets sont touchés, c'est toujours le droit qui présente la lésion la plus avancée.

Il en fait un caractère particulier de la phtisie des buveurs. Cependant, cette règle n'est pas si absolue et nous avons souvent constaté, dans les observations que nous avons consultées, le début de la phtisie, par le sommet gauche.

Dans nos observations, nous voyons également la maladie débuter par le sommet gauche ou prédominante à gau·che, quand les deux sommets sont touchés. La fréquence plus grande du siège des lésions au sommet droit s'explique par des raisons d'ordre anatomique et physiologique. Le poumon droit a, avant tout, un lobe de plus que le poumon gauche ; la longueur de sa bronche est plus petite que celle de la bronche de l'autre poumon, son diamètre est également plus grand ; de plus, la direction de la bronche droite est moins oblique que celle de la bronche gauche, de sorte que la circulation de l'air est plus facile dans la première. Toutes ces dispositions anatomiques font du poumon droit un organe plus parfait quant à sa fonction. Nous savons, d'autre part, que la grande majorité des alcooliques bacillaires ont une profession manuelle très active exigeant un travail musculaire considérable, quelquefois même un surmenage physique ; or, de tous les organes, le poumon est celui dont la fonction est le plus accélérée par le mouvement ; le poumon droit fonctionnant plus que le gauche s'use davantage, se surmène et devient ainsi un *locus minoris resistentiæ* pour le bacille.

· Le Dr Amat résume cette question de la façon suivante : « en résumé, dit-il, le poumon droit chez les actifs devient le poumon vulnérable par exagération de la fonction respiratoire, fonction déjà physiologiquement plus active qu'à gauche ; le poumon gauche est au contraire le poumon lésé chez les sédentaires par ralentissement exagéré d'une fonction déjà physiologiquement moins active ».

Traitement

Nous n'entrerons pas dans les détails du traitement de la tuberculose; tel n'est pas le but de notre travail. Nous nous contenterons de quelques considérations générales, mais nous attirerons l'attention sur un point spécial qui nous est fourni par l'état du poumon chez l'alcoolique scléreux.

Les buveurs, dont l'organisme est plus ou moins affaibli par l'alcool, sont comme les individus issus d'une souche tuberculeuse, de véritables *candidats à la tuberculose* ; les moyens prophylactiques doivent donc leur être appliqués avant tout, avec autant de rigueur que chez les héréditaires. Ces moyens prophylactiques doivent attaquer non seulement la tuberculose, mais encore et surtout l'alcoolisme ; nous avons vu, en effet, que des relations étroites unissent ces deux maladies dans leur extension progressive.

« La tuberculose, dit M. Villard, n'a jamais été plus fréquente qu'à notre époque, où l'alcoolisme augmente dans des proportions surprenantes et par suite l'augmentation de ces deux maladies semble suivre une marche parallèle ».

Ces mesures prophylactiques sont du ressort de l'hygiène publique et regardent plutôt les autorités administratives que le médecin. Aussi nous n'y insisterons pas.

La tuberculose pulmonaire est déclarée, quel traitement faut-il mettre en usage?

Le seul traitement qui puisse prolonger encore les phtisiques ou même amener leur guérison, est sans contredit le traitement hygiénique. «Après des travaux innombrables, dit Peter, la médication moderne, d'accord avec le bon sens, en arrive à conclure que la meilleure médication des tuberculeux est l'hygiène; l'hygiène qui empêche le tuberculisable de devenir tuberculeux, et le tuberculeux plus tuberculisable ».

M. Bouchard, sur la même question, s'exprime de la façon suivante : « Il faut changer, élever le taux de leur vitalité par une hygiène bien entendue ; il faut faire de leur nutrition retardante une nutrition normale ; pour cela, il faut mettre toute la série des agents hygiéniques qui réveillent et entretiennent l'activité des élaborations chimiques ».

Suralimentation, repos et séjour au grand air, des soins de la peau, « cette grande surface nerveuse dont les incitations retentissent avec tant d'énergie sur la nutrition générale » (Bouchard), tels sont les grands remèdes de la tuberculose. C'est au moyen de ces grands modificateurs hygiéniques, qui constituent en même temps la meilleure part de la prophylaxie de la tuberculose, qu'on peut arriver à la rénovation de l'organisme, à la restauration de l'individu. Or, l'alcoolique, plus qu'un autre, a besoin de cette rénovation de son organisme, de la modification de sa nutrition générale.

Nous savons combien sont fréquents les troubles gastriques chez les buveurs et combien ces troubles retentissent sur la nutrition générale ; aussi est-il de la plus haute importance de supprimer avant tout d'une façon absolue l'usage des boissons alcooliques, afin de pouvoir entretenir l'appareil digestif dans un état relativement bon et éviter ainsi l'affaiblissement de l'organisme tout entier.

Mais l'écueil où viennent le plus souvent échouer toutes les tentatives du médecin, c'est la mauvaise volonté de ces malades, qui refusent de se corriger de leur vice et continuent à faire des excès de boissons alcooliques, malgré toutes les recommandations. Il nous semble que, dans ce cas, plus que dans aucun

autre, le séjour dans un sanatorium est indiqué (bien entendu
si le malade peut se payer ce luxe), non pas tant pour faire suivre
à ce malade un traitement spécial, mais surtout pour le sou-
mettre à une discipline sévère, à une surveillance médicale inces-
sante, le mettant ainsi dans l'impossibilité d'assouvir sa triste
passion.

On sait que tous les efforts de la science qui ont été tentés
jusqu'à présent pour découvrir le spécifique médicamenteux de
la tuberculose ont été suivis d'insuccès ; aucun résultat pratique
n'a été acquis encore, aussi c'est aux modificateurs de la nutrition encore, qu'on a recours dans le traitement général de la
tuberculose. Cependant, il faut se garder d'abuser de ces divers
moyens, car il faut éviter avant tout de rendre le tuberculeux
dyspeptique ou d'aggraver la dyspepsie préexistante.

L'huile de foie de morue, la glycérine, les chlorures, les arse-
nicaux, les phosphates, les iodures, sont les principaux de ces
agents modificateurs.

Les iodures ont été employés dans la tuberculose à forme
torpide, apyrétique, mais leur emploi doit être manié avec
prudence, car s'ils facilitent l'expectoration en rendant les sécrétions bronchiques plus fluides, ils peuvent déterminer des poussées congestives et des hémoptysies.

Le traitement de la forme fibreuse, forme que la tuberculose
affecte chez les alcooliques scléreux, qui, en même temps sont
emphysémateux, est rendu difficile par cet inconvénient des iodures. En effet, l'iodure étant le remède par excellence de la sclérose, est tout indiqué pour combattre la dyspnée parfois très
forte chez ces malades ; d'un autre côté, les poussées congestives
et les hémoptysies qu'il peut provoquer le contre-indiquent chez
les bacillaires. Aussi, son emploi dans ce cas demande une
prudence et une surveillance attentives.

D'autres médicaments, comme la créosote, l'eucalyptol, en
s'éliminant par la surface bronchique, agissent comme antisep-

liques ; ils n'ont rien de spécifique contre le bacille, mais combattent efficacement les injections secondaires, ce qui a pu faire croire parfois à leur action spécifique.

Le traitement symptomatique de la tuberculose chez les alcooliques, à part ce que nous venons de dire à propos des iodures, ne présente rien de particulier. Fièvre, poussées congestives, troubles gastriques, sueurs nocturnes etc., seront donc traités par les mêmes moyens que dans la forme commune.

CONCLUSIONS

L'alcoolisme affecte des rapports étroits avec la tuberculose pulmonaire. « C'est une arme à double tranchant » suivant l'heureuse expression de notre maître M. le professeur-agrégé Rauzier.

Tantôt, en débilitant l'organisme ou en déterminant la dégénérescence graisseuse des poumons, il favorise le développement de la tuberculose ; celle-ci prend alors une marche généralement très rapide.

Tantôt, au contraire, l'alcool provoque la sclérose des poumons et, consécutivement, l'emphysème de cet organe ; il crée ainsi un terrain peu propice au développement et à l'évolution de cette maladie. La tuberculose greffée sur ce terrain affecte généralement la forme fibreuse et présente une marche lente.

Le pronostic, souvent fatal à brève échéance dans le premier cas, est moins sombre chez les sujets en puissance de sclérose pulmonaire. Cependant ceux-ci sont malheureusement toujours sous la menace de complications pulmonaires ou cardiaques, qui amènent le plus souvent la mort.

Vu et permis d'imprimer :
Montpellier, le 19 Juillet 1900.
Le Recteur,
A. BENOIST

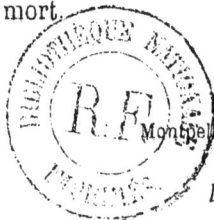

Vu et approuvé :
Montpellier, le 19 Juillet 1900.
Pour le Doyen,
L'Assesseur,
HAMELIN

INDEX BIBLIOGRAPHIQUE

ALISON.— Arch. génér. de méd. sept. 1888.

AMAT. — De l'influence des boissons alcooliques sur la genèse, la forme, l'évolution de la tub. pulmonaire. Th. Paris, 1893.

BAUDOT. — De l'alcool ; de sa transf. dans l'organisme. Union méd. 2º série 1863, tom. XX.

BAUQUEL. — Contrib. à l'étude de la tuberculose pulm. chez les alcoolisés. Th. Nancy, 1886.

BARD. — Thèse de Lyon, 1879.

BARBIER.— Soc. méd. des Hôp. 30 juin 1898.

BELL J. — Amer. jour. of the med. science, tom. XXXVIII, série 2.

BOUCHARD. — Leçons sur l'étiologie et la pathog. des maladies infect. Revue de Médecine, 1881.

BERQUET. — Etiologie génér. de la tub. Th. Lille, 1896.

CHUQUET. — Traitement de la tub.

CHEVILLOT. — Sur les rapports de l'alcool et de la tub. Année médicale. Caen, 15 mai 1897.

CROTHERS. — Alcoolisme et tub. Journ. amer. med. ass. 1898.

DAWIS. — Transact.. of amer. med. ass. XIII vol.

DEBOVE. — Progrès med. déc. 1888.

DEBOVE et ACHARD. — Traité de médecine.

DÉJEAN DE LA BATIE. — La phtisie des alcooliques. Th. Paris 1890.

FABRE. — Alcoolisme pulm. Gaz des Hôp. 1863.

FEBURÉ. — Progrès méd., 1888.

GRANCHER ET HUTINEL.— Article « Phtisie ». Dict. Enc. des sc. méd.

GRANCHER. — Prophylaxie de la tub., 1898.

GALLIARD. — Contrib. à l'étude de la pht. galopante. (Syph. et alcoolisme) France méd. 22 févr. 1887.

Hanot. — Sem. méd. 1896, pag. 97.

Jacquet. Soc. méd. des Hôp. 1899.

Jaquet. — OEuvre méd. chirurg. 1898. Alcoolisme.

Kempf. — Wiener med. Zeitung, janv. 1864.

Krans. — Gazette des Hôp., 1862.

— Union med., tom. XIV, pag. 192.

Kortz. — Th. Paris, 1892.

Launay. — Union méd., tom. XIV, 1862.

Lancereaux. — Alcoolisme. Dict. encycl. des sc. méd.

— Académie de méd., 1890.

Lasègue. — Arch. génér. de méd., 1853.

Legrain. — Alcoolisme et déchéance sociale.

Longeaud. — Th. Paris, 1877. De l'infl. des boissons alcool. sur la prod. de la tub. pulm. spécialement chez les aliénés.

Leudet. — Gazette méd. de Lyon, 1864, n° 52.

Magnus Huss. — Chron. alcoolkrankheit oder alcoolismus chronicus. Stokolm.

Machenzi. — Assoc. méd. Brit., Semaine méd. (août 1891).

Owen (J.). — Brit. méd. journ. 1888. Rapport de la commission chargée de rechercher l'influence de l'alcoolisme sur les maladies.

Peters. — New-York journ. of med. sc. III, vol. n° 7.

Peter. — Clinique méd., tom. II, pag. 14.

Potain. — Tuberc. et emphysème. Sem. méd. 1890.

Petit. — Trait. hygién. de la tub. pulm.

Rivemale. — De la tub. dans l'armée. Th. Montpellier, 1899.

Revilliod. — Revue méd. de la Suisse romande, 1893.

— Sur les états morbides préd. ou rendant réfract. à la tub. Congrès pour l'étude de la tub., 1893.

Tripier. — De l'eau-de-vie dans la phtisie. Bullet. de thérap., tom. 67, pag. 27.

Thorain. — Essai sur le rapport pathog. de l'alcoolisme chron. avec la tub. pul. Th. Paris, 1894.

Thiron (C.), — Congrès pour l'étude de la tub., 1898.

Villard. — Leçons sur l'alcoolisme, 1892.

SERMENT

En présence des Maîtres de cette École, de mes chers Condisciples et devant l'effigie d'Hippocrate, je promets et je jure, au nom de l'Être Suprême, d'être fidèle aux lois de l'honneur et de la probité dans l'exercice de la Médecine. Je donnerai mes soins gratuits à l'indigent et n'exigerai jamais un salaire au-dessus de mon travail. Admis dans l'intérieur des maisons, mes yeux ne verront pas ce qui s'y passe ; ma langue taira les secrets qui me seront confiés et mon état ne servira pas à corrompre les mœurs ni à favoriser le crime.

Respectueux et reconnaissant envers mes maîtres, je rendrai à leurs enfants l'instruction que j'ai reçue de leurs pères.

Que les hommes m'accordent leur estime si je suis fidèle à mes promesses.

Que je sois couvert d'opprobre et méprisé de mes confrères si j'y manque.

www.ingramcontent.com/pod-product-compliance
Lightning Source LLC
Chambersburg PA
CBHW050620210326
41521CB00008B/1328